Zu diesem Buch

«Ich habe es satt, bei jedem Zusammentreffen mit Menschen zu einem Essen gefragt zu werden: ‹Warum ißt du kein Fleisch?›

Kurz, aber ohne Schonung der Fleischwölfe, äußere ich meine Gründe, um mir in Zukunft das Gerede zu ersparen. Ich werde das Buch zu jedem Essen mit Tierzerkleinerern mitbringen, noch besser, vor jeder Verabredung den Gastgebern einschicken. Ich bin sicher, die Frage werde ich nie mehr zu hören bekommen.»

Volker E. Pilgrim

Der Autor **Volker Elis Pilgrim**, 1942 in Wiesbaden geboren, aufgewachsen in der Mark Brandenburg, Schule im Süden von Berlin (DDR), Studium der Rechtswissenschaft, Psychologie, Soziologie und Musik in Frankfurt/M., Göttingen und Wiesbaden, 1968 juristisches Staatsexamen in Frankfurt/M., 1970 Dissertation über den Rechtsschutz des industrial design, anschließend freier Schriftsteller, Arbeitsgebiet: Frauen- und Männeremanzipation, Eltern-Kind-Beziehungen. Veröffentlichungen: «Der Untergang des Mannes», «Dressur zum Bösen», «Der selbstbefriedigte Mensch», «Männerbilder» (gemeinsam mit Männergruppe), «Manifest für den freien Mann», «Das Paradies der Väter» (gemeinsam mit Alexej Mend), «Die Elternaustreibung», «Muttersöhne», «Der Vampirmann», «Adieu Marx», «Vatersöhne».

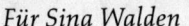

Für Sina Walden

Inhalt

Ich habe es satt

Ich habe es satt, bei jedem Zusammentreffen mit Menschen zu einem Essen gefragt zu werden: «Warum ißt du kein Fleisch?»
Geht eine Mittagstisch-Einladung oder eine Abendbrot-Aufforderung bei mir ein, so bereite ich den Gastgebern Schwierigkeiten, wenn ich ihren Tatendrang bremse mit dem Satz: «Ich esse aber kein Fleisch!» Sie erschüttern sich, als hätten sie den wunden König Anfortas eingeladen, der weder liegen, sitzen noch stehen, sondern nur lehnen konnte.

‹Welche Umstände! Was mit ihm anfangen? Wie vor seinen Augen gesund einbeißen, wenn er so behindert ist!› wird es durch die Köpfe ziehen. Manchmal vergesse ich, vor meinem Eintreffen den Fleischhinweis zu machen. Jemanden zu besuchen und ihm nach dem Abschluß seiner Vorbereitungen mitten in der Tätigkeit seiner Tischauftragungszelebration zu sagen: «Ich esse kein Fleisch!» löst einen Skandal aus. «Nun habe ich mir solche Mühe gemacht!» klagt die Hausfrau oder der Softie und tragen mit schmollendem Augenaufschlag ihre dampfende rosabraungrauschwarze Verwesung vor mir auf den Tisch.

Die Reaktion auf mein «Ich esse kein Fleisch!» ist immer – tatsächlich immer – eine Mischung aus Empörung und Mokierung. Ich war verblüfft, daß auch nächste Freunde, mit denen mich Einigkeit in fast allen Fragen der gesell-

9

schaftlichen Probleme verbindet, sich gereizt fühlten und sich lustig über mich machten. Ein Bündel von Vorurteilen und falschen Informationen klatschte auf mich nieder. Meist wurde nicht ein Ansatz von Wille gezeigt, sich den Fragen der Tiertötung und des Fleischverzehrs zu widmen.

Ich kenne keine andere Äußerung der Verschiedenheit, die Menschen so hochgehen läßt, wie «Ich esse kein Fleisch!». Religiöse, weltanschauliche, sexuelle Bekenntnisse, sonstige Darstellungen des Andersgeartetseins (Ausbildung, Herkunft, Lebenshaltung, Zielvorstellungen) – und da warte ich nicht mit wenig auf –, nichts gischtet den Eifer der Menschen so hoch wie: «Ich esse kein Fleisch!»

Regelmäßig falle ich in eine unliebsame Situation: Wir sitzen versammelt um den Tisch. Die Braten dampfen, die Würste und Schinken duften, die Eier glänzen, die Käse winken von einem Beistellmöbel herüber, um den Magen später zu verschließen, die Gaumen aller in der Runde nässen sich inwärts, mit Appetitwässerchen, Cocktails und Drinks noch von auswärts unterstützt, die Augen rollen, mein Blick schlägt nieder auf ein beiseite stehendes Schüsselchen Fleischzeitlosen. «Das hast du nun davon... Wir konnten nicht... Wir wußten nicht, was wir... Es gibt ja nichts... Was machen wir nun mit dir?!» Und in dieser heiklen Lage des Offensichtlichwerdens meiner Bettlerschaft und meiner Hartnäckigkeit – «Machst du nicht einmal eine Ausnahme? Wir haben so schöne Pastetchen, von Mutti selbst gemacht!» – zielt die Frage auf mich los: «Warum ißt du eigentlich kein Fleisch?» Mein Blick geht zur Decke. «Du brauchst es nicht so ausführlich zu machen, sag doch nur ganz kurz, was sind deine Gründe...?» Lauerisch wird mir entgegengelächelt. Mit dieser Frage ist dann der Abend gelaufen.

Die Situation – das Tauziehen zwischen den Fleischverschleißern und den Fleischverweigerern – schwemmt einen

Wust von Verschiefungen, Nebensichherlaufereien, Unklarheiten, Verdrehungen und Verdunklungen hervor. Unerlöst gehen wir in Angriff aufeinander los, ziehen uns in Verteidigung voneinander weg. Die Frage «Warum ißt du kein Fleisch?» ist eine Aggression, denn ich störe die diversen Vertilgungsmessen. Meine Rede vermiest die Einfuhrvorgänge. Und ich errege mich von neuem, wenn ich erlebe, daß meine Worte niemals den berüchtigten Bissen im Halse steckenlassen. Nein, ich lispele schonend in die faserzermalmenden Gesichter meine Beweggründe hinein, auf daß der Runterrutschvorgang nicht unterbrochen wird. Und am Schluß bleibe ich der Depp, der eine Meise hat, sag ich's vegetarisch, Tomaten auf den Augen.

In solches Hickhack will ich mich nicht mehr begeben. Kurz, aber ohne Schonung der Fleischwölfe äußere ich meine Gründe, um mir in Zukunft das Gerede zu ersparen. Ich werde das Buch zu jedem Essen mit Tierzerkleinerern mitbringen, noch besser, vor jeder Verabredung den Gastgebern einschicken. Ich bin sicher, die Frage werde ich nie mehr zu hören bekommen.

1.
Ich will keine Fremdstoffe aufnehmen

Mein Abschied vom Braten, vom Schnitzel und von der Leberwurst begann unheroisch. Ich achtete auf mich selbst, umging die Fleischvertilgungswege, weil ich befürchtete, daß sie, für die Dauer meines Lebens beschritten, meiner Gesundheit schaden könnten. Es war an mein Ohr gedrungen, daß in dem Stück Fleisch, das ich mittäglich in die Pfanne haute, allerlei unheimliche Stoffe beherbergt seien.

Das Tier, dessen Teile ich eines Tages zu mir nehmen soll, wird als Ware gehandhabt. Nachdem es die Neonröhre des Stalls erblickt hat, muß es sein Leben lang eingezwängt stehen, schnell wachsen, viel zunehmen und komplikationslos sterben.

Diesen vier Erfordernissen des Marktes kommt es von Natur aus nicht entgegen. Die Tierzüchter und Fleischauswerter zwingen sie ihm auf. Ach zwingen! Viel leichter, füllen Chemie in es hinein und locken sie ihm hervor:

Antibiotika, um die schwachen Tiere vor Infektionen zu schützen und ihre Gewichtszunahme zu steigern,

Östrogene, um den Futterverbrauch zu verringern und das Gewicht zu erhöhen,

Thyreostatica, um die Wasserausscheidung zu bremsen und das Gewicht auf das Doppelte hinaufzutreiben,

Tranquilizer, um die Tiere gegen die Belastungen der «Intensiv»haltung unempfindlich zu machen, ihren Herzinfarkten vorzubeugen,

Beta-Rezeptorenblocker, um beim Weg zum Schlacht-haus Kollapse zu vermeiden.

Außerdem finden drei Gifte Eingang in die Tiere: Arsen, Blei und Cadmium – Arsen über Medikamente, Blei über pflanzliche Futtermittel, Cadmium über Fischmehl. Die gif-tigen Schwermetalle Blei und Cadmium schlucken die Tiere noch auf «natürlichem» Wege, wenn sie in der Nähe von Industrien (zum Beispiel Müllverbrennungsanlagen) oder Autobahnen (Abrieb von Gummireifen) atmen, wenn sie von Klärschlamm und Düngemitteln durchtränktes Gras fressen.

Pestizide (DDT) schlummern in Futtermitteln und war-ten auf ihren Transport über das Tier in den Menschen. Polychlorierte Biphenyle verbergen sich in Wandanstri-chen und Lacken, mit denen die Behälter und Wände der Ställe steril gehalten werden sollen und harren der Einat-mung und Ablagerung im Gewebe.

Nach dem Tod der Tiere muß die fleisch- und wurstverar-beitende Industrie tätig werden und will ihre Beilagen dreingeben. Fleisch und Würste müssen weite Entfernun-gen zurücklegen, langes Liegen verkraften, bis Hausfrau und Feierabendeinkaufsmann beim Metzger auf die Glas-scheibe tippen und sagen: «Einhundertfünfzig Gramm feine Mettwurst, drei Rouladen, vierhundert Gramm Ge-hacktes...» Der gekochte Schinken soll rosig glitzern. Fleisch ist aber tot, morgen grau und grün. Nitrate und Ni-trite helfen, balsamieren den Tod noch wochenlang rot. In den Würsten müssen die Schlachtfette gebunden werden, auf daß ein Messer cremig über die Brotschnitte schmalzt. Kurz nach dem Schlachten kann das warme Fleisch binden. Schlachthof und Wurstfabrik liegen weit voneinander ent-fernt. Wenn das Fleisch beim Hersteller ankommt, ist es kalt und bindet nicht. Ganz einfach: Diphosphate rein, und auch das kalte Fleisch bindet (sich).

Nicht zu vergessen die Prothesen, die Emulsionsförderer, Geschmacksverstärker, Dickungsmittel und Schnittfestmacher. Auf chemisch heißt das: die Mono- und Diglyceride, die L-Glutaminsäuren, Na- und K-Glutamate, Na-Inosinate, die Traganthes und Gummi arabici.

Die Begriffe der Fremdheiten in der Wursthaut extremisieren sich noch. Konservierungs- und Farbstoffe werden dort hineinmanövriert: Benzoesäuren, PHB-Ester, Sulfite, Talcum, Aluminiumsulfat, Glycerin, Glyoxal, Anthocyane, Beta-Apocarotinsäureethylester...

Ich wollte Sauerbraten, Hühnerfrikassee, Koteletts, Haxn, Sülze, Speck, Rippchen, ungarische Salami, Kalbsleberwurst, Knacker, Katenschinken... essen und mich nicht unter ein Abflußrohr der Farbwerke Höchst und Compagnons legen müssen, wenn mich nach einem Stück Fleisch gelüstete.

Und wer garantierte mir denn, daß die rosa Faser auf meinem Teller nicht total verkrebst war. Auch ein tumoriges Gewebe ist ja rot. Die Siechweisen der Tiere führen nach aller Wahrscheinlichkeit bei ihnen zu Mißbildungen und bösartigen Geschwüren, die böse Wirkungen in meinem Körper haben müssen.

Daß die fremden Stoffe selbst Folgen für den Menschen haben, das wissen Wissenschaftler schon:

Der unaufhörliche Verzehr von Antibiotika macht allergisch. 10 % der Bevölkerung soll gegen Penicilline allergisch sein. Es entsteht eine unfreiwillige Unempfindlichkeit gegen Antibiotika, die nicht mehr wirken, wenn sie notwendig sind. Die Bakterien werden beim Training mit Antibiotika gegen sie widerständlerisch.

Die weiblichen Hormone, in der Tierfaser deponiert, bringen Frauen durcheinander und steuern Männer fehl. Eine meiner ersten Warnungen im Hinblick auf Fleisch wurde mir von einem erfahrenen Mann zugeflüstert: «Iß keine Händl, da ist was drin, das deiner Potenz nicht gut bekommt!»

Thyreostatica haben einen üblen Einfluß auf die Schilddrüse, vergrößern sie, führen zur Kropfbildung.

Die Beta-Rezeptorenblocker wirken nicht nur auf die ängstlichen Schweine-, sondern auch auf die Menschenherzen.

Nicht abgebaute Tranquilizer können nach Fleischverzehr benebeln wie eingenommene Schlaftabletten.

Blei, Arsen, Cadmium, Phosphate, Nitrite, Nitrate, Pestizide... ziehen alle den Schatten «karzinogen» hinter sich her, was zu deutsch «krebsfördernd» oder «krebserregend» heißt.

Ich wollte immer mündig sein und erweiterte den Begriff auf mein eigenes Fleisch und Blut. Ich bin von klein auf wachsam gegen Herrschaft und Fremdbestimmung gewesen. Und mitten durch mich hindurch wälzt sich ein Strom von fremden Männerindustrienendprodukten? Diverse ..ite, ..ate, ..ide, ..lene rollen in meinen Adern?

Nicht mehr in mir, wirklich nicht!

2.
Ich will kein ungelebtes Leben verzehren

Auch wenn die Landwirte und die Herren der chemischen Industrie kein Gramm nahrungsfremder Stoffe mehr in die Tiere stopften, wollte ich doch das sogenannte «Intensiv»-Vieh nicht mehr in mich hereinlassen. Intensiv? Das Gegenteil ist wahr: Labberich-Vieh!

Biß ich einmal auf einen Wildentenschenkel, einen Hasenrücken oder eine Rehkeule, dann wußte ich, was ich verloren hatte. Das Fleisch der lagergeschwächten Rinder, Schweine und Hühner zerfiel mir schon auf dem Weg vom Teller zum Mund. Die Tiere werden nicht mehr zum Leben gezüchtet, sondern zum Sterben gelagert.

Tod – dieses übliche Schlachten, Jagen, Killen – war mir lange Zeit gleichgültig: «Sterben müssen wir alle. Es ist dem Tier sicher egal, ob es natürlich stirbt oder für meinen Verzehr geschlachtet wird, da hat es keine Altersunbilden, wird anstatt von seinen natürlichen Feinden vom Mann umgelegt, früher oder später, meinetwegen auch früher», dachte ich so vor mich hin.

Wichtig war mir: Das Tier, das ich esse, sollte gelebt haben. Das Schwein sollte grunzend seine Nase in den Morast gesteckt, vollgefressen im Schatten gelegen, die Kuh sollte gegrast, mit ihrem Schwanz nach Fliegen geschlagen, dösend auf der Wiese gekauert, das Huhn sollte gescharrt und gegackert haben.

Die Tatsache, daß ich Siechtum-Abgepacktes verspeisen

mußte, wurde mir immer unerträglicher. Eine Kuh und ein Schwein, lebenslänglich in Betonställen eingesperrt, isoliert vom neben ihnen stehenden Tier, ein Huhn ohne Federn auf einem Rost mit einem Platz, der kleiner ist als sein Bauch – solch eine Existenzminderung, eine Tag-und-Nacht-Folter, zugemutet einem «schuldlos» Lebendigen, wollte ich nicht mehr in meinen Körper aufnehmen. Die Totalqual und die Starre beleidigten meinen Sinn für Lebenszusammenhänge.

Ich verstehe mein Leben und das Leben aller als Bewegung und Veränderung, kämpfe, seit ich mich erinnern kann, dafür, daß ich mich bewege und verändere – und da soll ich täglich Ergebnisse von Bewegungsstopps in mich aufnehmen?! Eines Tages würde dieses Zulassen auf mich zurückwirken, befürchtete ich. Das heruntergeschraubte Leben, das ich esse, würde meinen Tatendrang und meine Fähigkeit zum Tun blockieren.

Nur stehen und fressen und scheißen, ein wenig schlafen vielleicht noch – ein derart geschrumpftes Tierleben brachte ich in einen Zusammenhang mit dem Leben der Menschen: immer dasselbe Idiotische arbeiten müssen, obwohl viele etwas anderes oder *auch* etwas anderes gern machen würden; immer mit denselben Partnern zusammensein müssen, die längst nicht mehr geliebt werden und einen nicht mehr lieben. Arbeiten, Fressen, Scheißen, Schlafen – das menschliche Leben selbst erstarrt in diesem Stumpfsinn.

Ich mochte schon nicht gern daran denken, daß die Tiere nur noch künstlich befruchtet werden. Fleisch aß ich, das nicht mehr aus Liebe gemacht wurde, sondern aus Veterinärspritze. Folgen der Brunst sind unsere Kälber und Ferkel schon lange nicht mehr. Der Tierarzt macht sie. Und nun sollten sich Kühe und Schweine nicht einmal mehr berühren dürfen, nicht Schnauzen stubsen, Felle schubbern? Und die Hühner nicht mehr gackernd auf und ab laufen, Seit an

Seit scharren und gedrängt des Nachts auf der Stange sitzen?

Ich kann nicht Veränderungen mit mir betreiben, Frieden zum Nachbarn üben, Aufgabe der Unterdrückung der Frau, Beendigung der Feindschaft unter Männern und Befreiung des Kindes proklamieren – das sind Vorgänge, die meine äußere Existenz betreffen – und in mein Inneres Endprodukte von Unerträglichkeiten gegen das Lebendige hereinholen.

3.
Ich will keine Angst in mich hineinfressen

«Angst in sich hineinfressen» ist ein geflügeltes Wort. Gemeint ist damit, eine Angst als Empfindung nicht zuzulassen, Ängste nicht zum Ausdruck zu bringen. Das sind ungenaue Deutungen. Ein Volk ist in seiner Sprachfindung meist genau. Erst der fortlaufende Gebrauch verschiebt allmählich den Sinn manchmal bis in das Gegenteil der ursprünglichen Absicht eines Satzgebildes.

«Ich esse Fleisch» klingt harmlos verdinglicht. Der Vorgang, der mir das Stück Fleisch verschafft, ist der heikle Akt des Tötens, der sich in diesem meinem heruntergeschluckten Bissen leiblicher Faser materialisiert hat. Fleischvertilger leben vom täglichen Sterben ihrer Nächstverwandten. Es muß genauer heißen, vom nächtlichen Sterben. Geschlachtet wird nachts. Die Menschen haben eben doch ein schlechtes Gewissen, so beispiellos fließbandrollend zu töten. Das Geächze und die Schreie ihrer lieben Mitlebenden zu hören würde den Zusammenhang zwischen deren Angst und Not und dem heruntergeschlungenen Rinderschmorbraten wiederherstellen.

Zwei Arten von Angst habe ich bei Tieren erlebt, die kurz davor standen, getötet zu werden: ein Schwein, das weggezerrt wird und schreit «wie am Spieß». Der Begriff ist ein zu Sprache geronnener Hilfeappell eines Lebenswilligen, Lebenbleibenwollenden. Eine Kuh, die mit geweiteten Augen auf ihre Schwester schaut, der vor ihr der Todesstoß versetzt wird, den sie selbst erwarten muß, es tut mit diesem von allen Peingeräuschen und letzter Wehmotorik verlassenen Entsetzensblick.

Um einen Schlachthof verbreitet sich eine Schuldaura. Er wurde abseits von Wohnzentren errichtet. Die Häuser der Menschen sind inzwischen jedoch an die Endstation der Tiere herangerückt. Die in ihrer Nähe Wohnenden erzählen nichts Gutes von ihrem Dasein dort, hatten merkwürdige Unwohlseinbrüche.

Einer der in der Gesellschaft am wenigsten geachteten Berufe ist der des Metzgers.

Wer Fleisch essen will, sollte ein halbes Jahr in einem Schlachthaus volontieren. Wir fressen mit jedem Hackepeter Angst in uns hinein. Ich dachte noch Gewagteres: «Vielleicht essen wir mit dem Fleisch der Leidenden uns die Depressionen an!» Um jedes Kasseler weht ein Hauch von Niedergeschlagenheit.

Die zum Schlachten bestimmten Tiere werden heute tagelang in den Tod geschickt. Sie ahnen ihn nicht nur, sie sehen, hören, riechen ihn auf sich zukommen. Aus ihren Ställen zusammengetrieben, werden sie über Land gefahren und in die Schlachthöfe der Großstädte transportiert.

Das Leben eines zum Schlachten bestimmten Tieres ist eine einzige Depression. Alle gezüchteten Tiere werden in der Regel zum Schlachten bestimmt. Und die letzten Tage sind für Schwein und Rind eine Angsttortur sondergleichen.

Ich wohnte für die Dauer eines Jahres an einer Schlachthofzufahrtsstraße. Gegen drei Uhr morgens bebte das Haus, erschüttert von einem Laster nach dem anderen. Lange Zeit konnte ich mir die Ursache davon nicht erklären, bis ich eines Tages so spät nach Hause kam, daß ich die riesigen LKWs an mir vorbeidonnern sah. Mächtige, zugeschlossene Kästen mit kleinen Luken in den oberen Ecken und mit einem Firmennamen auf den Seiten, der mit Fleisch zusammengesetzt war.

Als ich eines Nachts in einem D-Zug an der italienisch-österreichischen Grenze eine Weile warten mußte, schollen mir aus einem Güterzug wehklagende Tierrufe entgegen. Ein Bahntransport zu irgendeiner Schlachtstelle. Unwillkürlich mußte ich an die Waggons in Richtung Mordlager der Nazis denken.

Wenn ein Tier getötet wird, ergießen sich eine Anzahl von Giften in sein Blut. Die Drüsen drehen durch. Adrenalin, der Stoff der Wut und Angst, wird in die Blutbahn geschüttet, als ob das bedrohte Tier seinen Körper ungenießbar machen wollte.

Das Töten in der Natur läuft schnell ab, ist gemischt mit Zärtlichkeit. Das Raubtier will seine Beute von der bevorstehenden Gefahr ablenken. Die Schlange umzingelt das Meerschweinchen harmlos, ehe sie ihm mit einem Satz das Genick bricht. Die Raubtierkatzen schleichen sich an, haben sich zuvor geruchlos geleckt, damit das Opfer weder durch Geräusche noch durch Düfte vorgewarnt wird. Sie betäuben es mit einem Sprung, einem Krallengriff oder einem Tatzenschlag.

Das sogenannte Spielen der Hauskatze mit den Mäusen sieht aus der Perspektive der Menschen quälerisch aus. Wir wissen es nicht, wie es wirklich ist. Es kann sein, daß die Maus in diesem Verfahren bewußtlos gemacht oder in Trance versetzt werden soll, um keine Wehrreaktionen des Körpers mehr zu unternehmen.

Mit Sicherheit quält kein Tier sein zur Nahrung bestimmtes einstmaliges Opfer im oder beim Leben, wie es die Menschen mit den zum Schlachten vorbereiteten Tieren tun. Was in der Natur als Qual aussieht, ist ein Nahrung-bereit-Machen: typisches Beispiel dafür, das Verpuppen der ins Spinnennetz geratenen Insekten.

Wenn unsere Haus- und Wohnungskatze mit Mäusen nur noch «spielt» und sie nicht mehr frißt, so liegt es daran, daß sie von Menschen mit rohem Fleisch gefüttert wird und auf die Mäuse satt trifft.

Als die Menschen die Jagd kultivierten, war es bevorzugtes Ausbildungsziel, die Geschicklichkeit der Speer- und Bogenführung so zu vervollkommnen, daß das Tier ins Herz getroffen wurde und keinen Todeskampf erleiden mußte.

Nicht aus Rücksicht auf das Tier, sondern aus Vorausschau auf seinen Verzehr. Dauerte die Zeit der Angst und Wut des Opfers zu lange, wurde sein Fleisch giftig.

Nach diesen alten Prinzipien der raubtiermäßigen und menschlichen Jagd schlachten die «country-butcher» in Australien. Das Tier, das zum Schlachten ausgesucht wurde, bleibt im Verband der anderen Tiere. Der Schlächter pirscht sich heran und gibt dem Tier einen überraschenden Todesstoß.

Weit davon entfernt sind unsere gewöhnlichen Schlachtpraxen. Auch mit Beruhigungsmitteln vollgestopft, werden die Tiere ihren Gang zum Tod wahrnehmen. Eine Fließbandmaschinerie rollt sie zeitlupenstockend unerbittlich auf das Fallbeil zu.

Da wendet ein Leichenverspeiser ein: «Es gibt aber Raubtiere, die ihre Beute hetzen!» Zebras, Gazellen, Elefanten werden verfolgt, bis sich ein schwaches Tier aus der Herde löst und angefallen wird.

Entweder ist dieser Jagdvorgang die berühmte Ausnahme von der Regel, oder das Galoppieren in der Herde ist ein elementarer Vorgang, der alle Lebenskräfte der verfolgten Tiere auf den Plan ruft, die Muskeln anspannt, das Blut «kochen» läßt, daß die Angstgifte noch nicht ausgeschüttet oder von der inneren Turbulenz wieder unschädlich gemacht werden. Die Angst im Überlebenskampf ist etwas

Dramatisch-Progressives. Die Angst auf dem Marsch zum Schlachtplatz ist etwas Bleiern-Negatives. Die Depressivität der Unentrinnbarkeit wird sich in den Adern der abgerichteten Tiere breitmachen.

4.
Ich will keine Liebe kaputtmachen

Tiere aus der Fabrik verweigerte ich, weil sie zu Deponien der chemischen Industrie geworden sind, nur noch dahinvegetieren und auf einen Fließbandtod zurollen müssen.

Ich aß nun Wild, Schafe, Vögel aus Freiluftgehegen und Fische. Industriellen Abstoffen konnte ich damit nicht entgehen. Schluckenmüssen ist heute Fortschrittselend von allem Lebendigen. Auch die Pflanzen sind voll technologischer Reste, und darüber hinaus müssen Menschen einatmen, was Schornsteine ausstoßen. Die wilden Tiere werden jedoch nicht aus Profitinteressen mit Fremdstoffen noch aufgepumpt, haben gelebt und sind abrupt zu Tode gekommen.

Auch diese Tiere nicht mehr zu essen verdanke ich einer Erfahrung. Die glücklichste Beziehung meines Lebens ging nach fünf Jahren Zusammenseins auseinander. Ich schlingerte einige Zeit zwischen Tod und Leben. Der Geliebte hatte mich verlassen. Vor dieser Erfahrung hatte ich dreimal Frauen verlassen, was mir Mittelleiden zutrug. Selbst verlassen zu werden riß die Gedärme mir langsam einzeln aus. Das Verlassenwerden wurde für mich zur peinigendsten Erfahrung überhaupt. Endlich verstand ich meine Freundinnen, verstand die vielen Menschen, die sich nach Trennungen umbringen oder in einem Schattendasein ihr Leben allmählich verbleichen. Ich litt an dem Abschied vom Freund so ausdauernd, fiel in eine all mein Sinnen und

27

Trachten beschleichende Lebensunlust, bis ich auf mein Ende zusteuern wollte.

Psychoanalyse allein half mir nicht weiter. Ich wollte wissen, aus welchen Quellen sich dieses lebensauflösende Gefühl des Verlassenwerdens außerdem noch speist. Trennungen hatte ich schon erlebt. Alle Trennungen entzündeten Schmerzen in mir. Das Weh hatte Grenzen in der Notwendigkeit der Trennung: der Tod der Großmutter, der Abschied von meinen Freunden in der DDR vor dem Gang meiner Familie nach Westdeutschland, das Verlassen der Freundinnen, um frei zu sein für neue Entwicklungen.

Der Schmerz ist uferlos, wenn die Trennung von außen kommt, wenn sie nicht von eigenen Bedürfnissen oder biographischen Erfordernissen sinngetragen wird.

Ich las bei Konrad Lorenz und anderen Autoren, daß es für paarfähige Tiere eine Katastrophe bedeutet, wenn ihnen ihr Nächstes entrissen wird. Das Sich-Beziehen ist ein in der Natur weit verbreitetes und offenbar für viele Arten notwendiges Verhalten. Enten, Gänse, Pferde, Rinder, Schweine, Rehe... verbinden sich, wählen sich einen Nächsten, siechen dahin, wenn der Kumpan für immer verschwindet.

Jemand erzählte mir eine Geschichte von einem Fasan, den seine Lebensgeister verließen, als sein Ihm-Vertrauter von einem Auto überfahren wurde.

Die Fähigkeit zur Bindung setzt eine Hälftenbildung voraus. Ein äußerlich autonom erscheinendes Individuum muß eine innere Bedürftigkeit oder Unselbständigkeit entwickeln, um sich an ein anderes Individuum anschließen zu können. Zu Verteidigungs-, Fortpflanzungs-, Ernährungs- und Entwicklungszwecken gibt ein Exemplar seine Selbständigkeit auf und verbindet sich mit einem anderen für eine Aktionseinheit.

Wenn diese Einheit von außen zerstört wird, fühlt es sich

für das Individuum an wie eine Zerstörung seiner selbst. Unter Menschen beobachtete ich es: Massenhaft kriechen sie nach Trennungen als Zwangsgehälftete in ihrem Leben herum, schaffen es weder, neue Verbindungen einzugehen, noch sich so in sich selbst zu runden, daß sie wieder autonom sind. Da in Deutschland jede dritte Ehe geschieden wird, muß dieser Fakt für Hunderttausende eine Trennung von außen bedeuten, eine Trennung, die für einen der Partner uneinsichtig, überraschend, verletzend ist.

Das Nächsten-Entreißen tun wir den Tieren täglich an, schlachten ihren Du-Bezug auseinander, kümmern uns nicht, ob das zurückgelassene Tier nach dem Verschwinden seines Liebsten dahinsiecht. Es interessiert uns nicht, daß es auch für Tiere Nächste gibt. «Das Tier kann nicht sprechen, nicht denken, nicht schreiben...», denken wir und nehmen uns ein Recht heraus, es zu verspeisen.

Die Beziehungsfähigkeit der Säugetiere und Vögel brachte die Tiere mir so nahe, daß ich ihr Schlachten und Jagen unmöglich fortsetzen konnte. Mein Einstieg in die Schonung verlief nicht über die Identifikation mit dem getöteten, sondern mit dem verlassenen Tier. Totzusein wünschte ich mir nach der Freundestrennung oft selbst, aber leidend, siechend, sehnend, verzehrend, sozialamputiert, gemeinschaftskörperverletzt – dieser Zustand war mir unerträglich. Ich wollte ihn selbst nicht mehr erleben und keinem anderen Mitlebenden zumuten – weder Mensch noch Tier.

Ich beobachte das Taubenpaar auf dem Dach vor meinem Fenster, wie es seinen Bereich gegen andere Tauben verteidigt, wie es abendschmust und zwischen Nähewonne und Unstimmigkeitsentfernung seine Zeit verbringt.

Ich erinnere mich an eine Amsel, die ihrem Jungen das Selbstfressen beibringt. Das Kleine ist schon längst dick und rund wie ein erwachsener Vogel, stößt aber immer noch seinen Hungerschrei aus, so als ob es federlos im Nest liegt. Unbeweglich steht es auf dem Boden. Die Amsel hat ihm einen Wurm vor die Füße gelegt und deutet mit dem Schnabel darauf. Das Junge piept. Die Amsel schaut schief nach unten, sitzt ganz dicht am Jungen, könnte ihm den Wurm hineinschieben, tut es nicht, deutet bei jedem Piepiep auf den Boden. Das ist Beziehung!

Meine Großmutter verletzte ihren alten Hund. Er würde bald sterben, sollte eingeschläfert werden. Es ergab sich so, daß sie den neuen Hund bekam, ehe der alte tot war. Als der neue zur Tür hereinlief, stieß der alte einen Wehschrei aus.

Hunde und Katzen haben meist kein Tier mehr zur Beziehung, nehmen Menschen dafür, weil sie es müssen. Daß sie sich an Menschen binden, kann niemandem zweifelhaft sein.

Die letzte Gans aus einem allmählich weggeschlachteten Verband schloß sich so an die Kinder der Besitzer an, daß sie ins Haus kam, am liebsten dort übernachten wollte. Die Kinder weigerten sich, sie zwecks Weihnachten töten zu lassen.

Ich hütete in einer mir fremden Stadt eine Wohnung von Freunden, saß in einem Balkonzimmer schreibend. Eines Tages kommt eine Katze durch die angelehnte Tür in mein Zimmer. Ich denke: «Hunger hat die Arme!», hole Milch aus dem Kühlschrank. Am nächsten Tag kommt die Katze wieder, schleckt abermals ein Tellerchen Milch aus. Am dritten Tag verschmäht sie die Milch, folgt mir zurück an den Schreibtisch, sitzt bei mir, will auf meinen Schoß. Erst jetzt bemerke ich, wie gepflegt und wohlgenährt sie ist. Nicht zum Essen, zum Lieben und Sich-Wohlfühlen war sie zu mir gekommen. Sie hatte Lust auf meine Gegenwart.

Die Industrialisierung durch die Männer greift in alles ein. Auch in Friedenszeiten werden Tiere und Menschen stündlich geopfert. Die Schlachtung der Menschen heißt «Unfall», der Altar der Opfer «Fortschritt». Es ist ungerecht genug, daß das Tier mitbluten muß, denn es hat keinen Nutzen von Technik, nur Schaden, die Individuen werden vom Straßenverkehr totgefahren, von der Wissenschaft versuchsgequält, und die Arten werden aus Jagdleidenschaft und angeblich ökonomischen Erfordernissen ausgerottet. Das Patriarchat macht das. Ich kann hier und jetzt nichts gegen das stündliche Töten direkt tun. Essen tue ich aber selbst; ob Pflanzen oder Tiere, das bestimme allein ich.

Nach dem Knüpfen der Näheverbindung empfand ich das Tieraufessen als Kannibalismus. Kannibalismus bedeutet, das gleiche zu fressen. Mein Leben lang fehlte mir dem Tier gegenüber das Bewußtsein vom Mir-Gleichenden.

Die Männergesellschaft geht davon aus, das Tier sei etwas anderes, schlimmer, es sei weniger bedeutungsvoll – weniger «wert», sagt sie – als der Mensch, als der Mann, den sie zum höchsten Lebewesen stilisiert. Das Tier spreche nicht, denke nicht, fühle nicht, schreibe nicht, arbeite nicht. «Spricht nicht», «denkt nicht», «fühlt nicht», «arbeitet nicht» stimmt nicht. Das Tier betätigt sich in diesen Lebenszeugnissen, nur die Existenz-Ideologie des Patriarchats interpretiert sie falsch. Allein «schreibt nicht» stimmt. Auch viele Menschen tun das nicht. Dürfen wir die essen, die nicht schreiben?

Die klassischen Unterscheidungsmerkmale, aus denen der Mann das Recht ableitet, das Tier zu töten – Seele, Sprache, Verstand –, werden ungriffig. Tiere fühlen, verständigen sich untereinander und werden möglicherweise ihr Gehirn einsetzen können, daß es dem menschlichen Denken ähnelt. Aus den Verschiedenheiten werden mehr und mehr Verwandtschaften.

Die Bindungsfähigkeit, ihre Notwendigkeit und die Qual der Trennung machen keine Unterschiede. Im Sich-Beziehen sind Mensch und Tier einander gleich.

Und im Leiden! Die Menschen bilden sich ein, nur sie könnten leiden, müßten dieses zeitübergreifende Sich-Quälen empfinden. Das Tier reagiere angeblich nur, sei ein Bündel von Reflexen.

Nach meiner Sensibilisierung für die Nähe zwischen Mensch und Tier kann ich in den Gesichtern der betonverschlossenen Rinder und der auf den Schlachtsteg geschubsten Schweine Leid sehen.

Und um die in Laboren gequälten, auf-, um-, zu operierten Hunde, Affen, Ziegen..., drangsalierten Ratten, Katzen, Kaninchen... kreist ein Unheilsschein des Unglücks, in dessen Zentrum gebrochen wahrnehmbar wird, was wir den Tieren absprechen – ihre Seele.

Blamage für das heruntergekommene Seelische der Menschen: erst im von ihnen verursachten Mißsinn des Leidens sich sagen lassen zu müssen, das Tier hat eine Seele.

5.
Ich will den Schutz der Tiere genießen

Ich bin immer auf seiten der Kleinen und Schwachen. Ich habe in meinen Arbeiten Gedanken für die Söhne gegen die Väter, für die Frauen gegen die Männer, für die Töchter gegen die Mütter, für die Kinder gegen die Eltern, für die Arbeiter gegen die Unternehmer, für die Homosexuellen gegen die Heterosexuellen, für die Juden gegen die Germanen, für die Deutschen gegen die Amerikaner festgehalten und werde nun von dem Impuls geleitet, etwas für die Tiere gegen die Menschen zu schreiben.

Nach jeder Seite, die mir gelingt, flutet eine Kraft durch mich, fühle ich mich gestärkt, erlebe ich mein Gesicht verjüngt, als täte ich das Lebendigste, was ich je getan habe. Ich bin am Nerv des patriarchalischen Todesprogramms angekommen, dem von den Mitgliedern der Männergesellschaft nie wesentlich kritisierten Umgang der Menschen mit den Tieren.

Ursprünglich sei der Mann angetreten gegen wilde Tiere, deshalb wüte er, kämpfe er noch heute, heißt es.

Wer ist hier wild? Hier? Wer war das? Adler? Frißt uns nicht, vielleicht einmal ein liegengelassenes Baby. An ein beaufsichtigtes wagt er sich nicht heran. Adler gibt es kaum noch. Löwen und Tiger sind weit weg, Krokodile auch. Ein bißchen Wolf und Bär gab es hier einmal. Die Zeiten sind vorbei. Füchse fressen Schafe, Marder Hühner; Eichhörnchen vertilgen Nüsse, Kerne, Samen, manchmal Vögel.

Stiere, Eber, Hengste gehen auf Menschen los, nicht um sie zu verzehren, sondern um sie von ihrem Lebensbereich fernzuhalten. Es muß eine Reizung vorangegangen sein, die sie «wild» macht.

Die wilden Tiere und die Notwendigkeit des Kampfes gegen sie gibt es schon lange nicht mehr. Die meisten Völker leben seit einigen tausend Jahren nicht mehr von der Jagd, sondern von Ackerbau und Viehzucht. Und das Verhältnis zwischen Mensch und Tier wird nicht mehr geprägt von Bedrohungen, die vom Tier ausgehen, sondern vom Einvernehmen zwischen beiden und von der Ausbeutung des Tieres durch die Menschen.

Das meiste, das ich vom Tier weiß, ist liebenswürdig. Müßte das Verhältnis Mensch–Tier in Prozentzahlen ausgedrückt werden, würde es heißen: Zu 99 Prozent bedroht und frißt der Mensch das Tier; vielleicht gibt es das eine Prozent schon gar nicht mehr, in dem das Tier den Menschen bedroht und frißt. Wenn ein Hai zugeschlagen hat, waren Menschen beteiligt, indem sie – allen Warnungen zum Trotz – in gefährliche Zonen des Meeres hinausgeschwommen sind. In der Regel leben Menschen von und mit den Fähigkeiten und natürlichen Gaben der Tiere.

Es scheint einen Einklang zwischen Tieren und Menschen zu geben. Tiere wirken wohltuend auf Menschen. Psychiater raten Patienten, die aus Nervenheilanstalten entlassen werden, ein Haustier sich anzuschaffen. Der Umgang mit Hunden, Katzen, Vögeln macht weniger geisteskrank als der Umgang mit Menschen und als das Alleinsein.

Die Bibel beherbergt eine Geschichte, in der der Wahnsinn eines Mannes auf die Schweine fährt (Markus 5). Sie übernehmen den sogenannten unreinen Geist und stürzen sich damit ins Meer.

Mir drängt sich der Gedanke auf: Tiere beschützen mich, wenn ich sie nicht mehr esse. Männer töten Menschen und

Tiere, und dafür müssen Menschen büßen. «Wurst – Widerwurst!» «Wer einem anderen eine Grube gräbt, fällt meistens selbst hinein!»

Was ist das für ein Zusammenhang des Lebendigen: Unfälle, Morde, Unglück – Zufall, Schicksal? Das meiste verursacht der Mensch direkt oder indirekt. Und das wenige, das übrigbleibt und wie Schicksal oder Strafe Gottes aussieht, verstehe ich als Folge des aus den Fugen geratenen Gleichgewichts zwischen Mensch und Tier. Ich kann diesen Gedanken nicht beweisen. Er ist der einzige irrationale meiner zehn Gründe, kein Fleisch mehr zu essen: Wenn ich kein Tier verspeise, wird mir nichts passieren.

Wegbereiter dieses Glaubens war das Märchen vom Kind, dessen Mutter es im Winter in den Wald schickt und ihm befiehlt, mit Beeren zurückzukommen. Wie sollte das Mädchen unter dem Schnee Beeren suchen? Die Tiere kamen hervor und halfen ihm, das Uneinbringbare zu finden. Die Mutter hatte mit dem Tod gedroht, falls das Kind wagte, mit leeren Händen nach Hause zu kommen. Welche Lebensbedrohung ist es, in den Schnee, den finsteren Wald gejagt zu werden! Bedrohungen gehen von Menschen aus, nicht von Tieren.

Der Gedanke kippelt, wenn ich an einige der berühmtesten Vegetarier denke, die umgebracht worden sind: Gandhi, Jesus, Orpheus, Seneca, Sokrates. Die Männer starben jedoch in Verwicklungen mit Menschen, ja suchten ihren Tod, billigten ihn zumindest (Jesus, Sokrates). Seneca brachte sich auf Geheiß Neros selbst um. Gandhi lebte mit seinen Hungerprotesten langsam auf den Tod zu. Außerdem ißt halb Indien prinzipiell kein Fleisch. Das Verhalten Gandhis fiel nicht aus dem Rahmen wie bei Fleischmeidern in westlichen Regionen. Der Tod spielte in den Lebenshaltungen und Veränderungsprogrammen des Politikers, Religionsstifters, Künstlers und der beiden Philosophen eine bedeutende Rolle. Dort, also in ihnen selbst, ist er anzulegen und nicht in einem fremdbestimmenden Schicksal.

Das Tier schützt vor dem «fremden Tod», vor einem Tod außer den Wünschen und Lebenszusammenhängen eines Menschen. Offenbar wiegt für die Natur das Morden verwandter Arten schwerer als das Menschentöten. Mitglieder der eigenen Spezies umzubringen greift nicht in die natürlichen Zusammenhänge ein. Das massenhafte Vernichten von Individuen und Arten der Tiere durch das sogenannte höchste Wesen Mensch bedroht die Balance der Natur. Der Mann versündigt sich gegen sie mit diesem Tun. Alle Menschen müssen dafür büßen. Das will ich nicht.

Ich ging soweit, auch den Fisch in meine Gedanken vom Lebenszusammenhang und der Schutzgemeinschaft zwischen Mensch und Tier einzubeziehen. Nach der Trennung vom Wild aß ich lange Zeit noch Fisch. Er wird nicht geschlachtet, sondern geangelt oder gefangen, bekommt mal einen Schlag auf den Kopf wie der Silvesterkarpfen. Der Fisch war mir für die Identifikation zu weit weg. Im Wasser lebe ich nicht. Die Paarbildung konnte ich mir bei ihm nicht vorstellen. Reptilien und Fische haben «kaltes Blut», heißt es. Die Fische vereinigen sich nicht zum Zeugen. Das Weibchen legt nur seine Eier ab, auf die das Männchen seinen Samen setzt. Auch andere Kaltblüter wie Schlangen, Schildkröten und Frösche waren mir fern.

Erst ein Umweg ließ mich zu dem Entschluß kommen, auch diese Tiere nicht mehr zu essen. Ich las in Mythologien von Rettungsakten, die einige Tiere für Menschen in Not geleistet hatten. Einmal war es eine Schildkröte, die einem Ertrinkenden zu Hilfe kam, ein anderes Mal war es ein Delphin. Der Delphin ist zwar wie der Wal ein Säugetier, aber er eröffnete mir den Bereich des Wassers als ein Territorium, das ich ebenfalls zu achten habe, aus dem ich mir nicht einfach herausholen kann, was mir paßt. Ich wollte auch das Wasser nicht mehr besudeln, um mich der Sicherheit gegenüber diesem Element zu vergewissern.

Hinter der Irrationalität steckt etwas, das bei der Überwindung des Patriarchats eine zentrale rationale Rolle spielt: Einklang des Menschen mit sich selbst und mit dem Seienden. Dieser Einklang ist gestört, wenn wir unter allem sich Bewegenden, unter unseres Gleichen und unter unseren Verwandten herumschlachten – und bei den Fischen fängt die Verwandtschaft an.

Als ich noch Fisch aß, kam jedesmal ein Seufzer der Erleichterung, wenn ich die Frage: «Aber Fisch ißt du doch?» bejahte. «Also gut, irgend etwas tötet auch der, Gott sei Dank! Er ist einer von unserer Mordbande!»

Menschen, die Fleisch essen, sind Mörder. Der Satz muß fallen. Mörder sind vogelfrei. Das ist ein altes Gesetz. Die Rache Gottes oder der Menschen verfolgt Mörder. Die Urprinzipien, die für Menschenmörder eingerichtet worden sind, werden auch für Tiermörder gelten. Der Rächer heißt «Schicksal». Ein unerklärliches Hingerafftwerden meines Liebsten, ein plötzlicher Unfall, eine überraschende tödliche Krankheit – so schlägt das Leben zu, gegen das ich mit meinen Zigeunerspießen geschlagen habe. Als Fleischfresser stehe ich auf seiner Abschußliste.

Die Indianer verwirklichen das Prinzip der Schutzgemeinschaft im Totemtier. Jeder Mensch oder jeder Stamm hat ein Tier der Verehrung, das über die Menschen wacht. Wer es tötet, den verläßt die Schutzkraft.

Als es mir nach der Trennung vom Freund einige Jahre schlecht ging, ich unbeheimatet in Beziehung, Stadt und Wohnung durch die Gegend herumzog, bei Freunden und in der Fremde hauste, erlebte ich eine Beheimatung in der Natur gleich einem Unter-die-Fittiche-Genommenwerden.

Ein Zwang schien mich in dieser Zeit zu verfolgen, den ich erst jetzt als Zeichen einer Einbettung in größere Zusammenhänge verstehen lerne. Wenn ich auf der Straße ein totes Tier liegen sah, mußte ich es beerdigen. «Vorsicht vor der Berührung mit Aas!» hatten mich Erwachsene in meiner Kindheit gelehrt. Ich schlug eine Zeitung um den toten Körper und wickelte ihn ein, nahm ihn mit, beerdigte ihn im nächstgelegenen weichen Stück Boden. Meist waren es Tauben, auch andere Vögel, Mäuse, Kaninchen, Igel. Erblickte ich ein totes Tier, widerstritten mehrere Gefühle in mir: «Ach, bloß ein Tier, noch dazu ein totes! Was hältst du dich damit auf?! Warum kümmerst *du* dich darum? Die Straßenreinigung kehrt es morgen weg. – Ist ja für die Menschen, wegen der Hygiene. – Aas stinkt so. Wenn du dich nun verletzt und infizierst! Ich habe doch eigentlich keine Zeit, ich mach mich nur schmutzig. – Dann aber morgen, falls es immer noch daliegt!» Und morgen lag der geschundene Körper an derselben Stelle, dörrte von der Sonne aus oder quoll im Regen auf. Als hätte auch das Tier keine Ruhe, bis es nicht in der Erde liegt. Die Zwänge lehrten mich, den Tieren die Ehre zu erweisen wie den Menschen.

6.
Ich will die «Rache» des Tieres vermeiden

Den Gedanken, vom Schicksal geschont und von den Tieren geschützt zu werden, kann ich nur als Glauben anbieten. Auch wenn ich eines natürlichen Todes sterbe, sinnbezogen auf mein Leben, zu einem Zeitpunkt, da ich sterben will, wird der Glaube keine Gewißheit.

Wie ist es mit den anderen Fleischverweigerern? Wer schützt da, wenn ich «die Tiere», «das Leben», «das Schicksal» sage? Und können diese sanften Schutzengel gegen die brutalen Aktionen der Männer sich durchsetzen, die technische Unfälle provozieren und Kriege heraufbeschwören?

Die Sekte der Katharer, die in Südfrankreich um 1200 lebte, kein Fleisch aß und das Töten von Tieren strikt abgelehnt hat, wurde Anfang des 13. Jahrhunderts auf Befehl des Papstes mit Hilfe von katholischen Mönchsorden ausgerottet.

Menschen und Tiere sind gegenüber patriarchalischen Männern, der lebensfeindlichsten Erscheinung der Erde, zu schwach. Gegen die Totalangriffe der Gesellschaft des Mannes auf das Leben aller wird auch der Vegetarismus keine Arche Noah sein.

Es gibt aber für das Gleichgewicht des Lebendigen zwei Beweise:

1. Die Fleischverzehrer wimmeln den Mordgedanken von sich ab mit dem Hinweis auf die vielen Raubtiere in der

Natur. Die Natur kennt das Prinzip des Raubes. Einige Fische, Reptilien, Vögel und Säugetiere töten Tiere, um sie zu fressen. Die deutsche Sprache ist deutlich und charakterisiert dieses Verhalten als Raub. Manchen Arten wird durch andere Arten Individuen geraubt. Zebras durch Tiger, Mäusen durch Bussarde, Singvögeln durch Eichhörnchen... Alte und schwache oder schutzlose kleine Tiere fallen dem Griff und der Verfolgung der fleischfressenden zum Opfer.

Ich will mich nicht lange damit aufhalten, dieses Geschehnis mit naturhaften Sinnvorgängen abzustützen: In-Schach-Halten einer Art durch eine andere, Auslese, Förderung von Gesundheit und Gruppenzusammengehörigkeit – darum wird es gehen.

Das Tierfressen ist *ein* Prinzip der Natur, nicht ihr einziges, wie Fleischkonsumenten gern behaupten. Es gibt mehr Tiere, die Pflanzen oder Insekten verzehren, als Tiere, die Artverwandten nachstellen. Was auch immer die «Absicht» der Natur sein mag, das Tierfressen geschieht als Raub, als Entnahme, Entreißung einzelner aus ihrer Gruppe.

In dieses Raubverhalten wuchs der Mensch hinein, seit er nach der Entdeckung des Feuers anfing, Tiere zu jagen, zu erlegen, das Fleisch zu erhitzen und zu sich zu nehmen. Der Mensch raubte einzelne Exemplare, wie von Tieren einzelne Menschen zum Fraße geraubt wurden.

Kein Prinzip der Natur ist das Morden. Die Viehzucht, die Gefangennahme von Tierarten – Schweine, Rinder, Schafe, Hühner... – zur Ausnutzung ihrer Fähigkeiten und zur Tötung prinzipiell aller Mitglieder ist eine Neuheit in der Natur. Der Mensch ist kein Raub-, sondern ein Mordtier. Einige Arten zu dem Zweck der Tötung zu fangen, zu züchten und alle ihre Mitglieder umzubringen, ist Mord.

40

Im Deutschen haben wir zwei Wörter, die den Zusammenhang zwischen Menschen- und Tierumbringen herstellen. In einer *Schlacht* werden Männer getötet, in einer *Schlachtung* Tiere, vollzogen vom *Schlachter*. Männer veranstalten *Gemetzel*, wenn sie unter Menschen wüten, sie niedermachen, zerstückeln, totschlagen. Der *Metzger* zertrennt die Kadaver und bietet sie als zusammenhanglose Einzelheiten seinen Kunden an.

Die ursprüngliche Jagd war ein Kampf zwischen noch ungefähr Gleichberechtigten. Menschen und Tiere lebten in Wildnissen und fielen gegenseitig übereinander her.

Seit der Viehzucht sind die Tiere in den Händen der Menschen. Ihre Tötung und Marterung ist wie Kindesmißhandlung. Das Schwache wird drangsaliert und geopfert.

Daß das Tier für seine Leistung und für seinen Tod noch verhöhnt wird, beweisen die Schimpfwörter, die von allen ausgelieferten Tieren her entlehnt worden sind: dumme Kuh, blödes Schaf, doofe Ziege, dreckiges Schwein. Dämlich sind auch Esel, Ochse, Huhn, Pferd (Roß), Hund (Köter), «Rindvieh», Bulle, Gans... Belämmert (vom Lamm her entlehnt) ist ein Mensch, der sich wie vor den Kopf geschlagen fühlt.

Die Tiere, die sich nicht so leicht ausbeuten lassen, werden geachtet: die wilden Tiger, freien Adler, schlauen Füchse, mächtigen Löwen, schnellen Wiesel, geschmeidigen Katzen...

2. Das permanente Fleischessen – nicht das nur gelegentliche wie zu Zeiten der Jagd, wenn ein Tier gefangen oder getroffen werden konnte – hat Folgen für den Menschen, die nicht naturnotwendig sind. Die «Rache» des Tieres spielt sich nicht metaphysisch ab, sondern in den Körpern seiner Mörder.

Der Mensch hat von Natur aus nicht einmal eine Lizenz

zum Rauben. Er unterscheidet sich von allen Raubtieren, ähnelt oder gleicht aber Pflanzenfressern.

Raubtiere verschlingen ihre Beute roh, mit Haut und Haaren, fressen in der Regel nur rohes Fleisch, haben Reißzähne, Tötungswerkzeuge wie Pranken, Krallen und Schnäbel, verfügen über tötungsvorbereitende Fähigkeiten wie schnelles Laufen, zupackendes Springen oder herabstürzendes Fliegen. Ihr Kiefer bewegt sich nur vertikal, weil die Beute nur verschlungen und nicht von den Zähnen zerkleinert und zermalmt zu werden braucht. Der Magen bildet ein Säuregemisch zur Auflösung der Fleisch- und Knochenstücke. Der Darm ist nur dreimal so lang wie der Körper des Tieres. Die Verdauung läuft schnell ab, um die Fäulnisbakterien, die sich bei zersetztem Fleisch sofort bilden, geschwind unschädlich zu machen. Das Raubtier kann tierische Fette und gesättigte Fettsäuren problemlos verarbeiten.

Der Mensch ist ein kultureller Fleischesser, kein natürlicher. Er ißt Fleisch in der Regel nicht roh, frißt Tiere nicht mit Haut und Haar. Er hat Mahlzähne und stumpfe Schneidezähne, keine Reiß- oder scharfen Beißzähne. Tötungswerkzeuge besitzt er nicht, hat auch keine besonderen Fähigkeiten zum Heranpirschen und Umlegen der Beute. Sein Griff nach dem Tier war nur auf Grund außernatürlicher Fähigkeiten möglich.

Die Erfindung des Faustkeils ist die Stunde Null des Fleischverzehrs. Der Mensch brauchte Werkzeuge zum Fangen, Töten und Zerlegen des Tiers. Sein Kiefer kann mahlen, sich waagerecht hin- und herbewegen, ist vertikal und horizontal einsatzfähig. Sein Magen bildet von Natur aus keine Säure wie der Raubtiermagen. Erst durch die Gewohnheit der Fleischeinnahme produziert der Menschenmagen einen Bruchteil der Säure, die ein Raubtiermagen herstellt. Die Speisen müssen, um den Magen zu entlasten, von den Zähnen zerkleinert, breiflüssig zersetzt und einge-speichelt werden. Der Menschenmagen bekommt Schwie-rigkeiten, wenn ihm die Nahrung nicht vorgekaut und speichelgemischt wird. «Kau richtig, schling nicht so!» werden alle Kinder in ordentliches Essen eingewiesen. Und jede Ernährungskur beginnt mit dem Hinweis, daß uns die gesündeste Nahrung nichts nütze, wenn wir sie nicht gut zerkauen. Es soll so lange gemacht werden, bis der Brei im Munde flüssig ist und beginnt, süß zu schmecken.

Bei den Raubtieren sind Magen und Darm die Akteure der Zerlegung, sie spielt sich nicht in der Mundhöhle ab. Die Verdauung funktioniert während einer halben Stunde. Beim Menschen nimmt sie vier Stunden in Anspruch. Der Darm des Menschen ist zwölfmal so lang wie sein Körper. Die Fäulnisbakterien, gebildet nach der Veraasung des Flei-sches, werden nicht schnell wieder ausgeschieden, sondern bleiben zu lange im pflanzenverdauend aufwendig gestreck-ten Darm.

Der Kot stinkt nach der Einnahme von Fleisch erbar-mungswürdig. Pferdeäpfel und Kuhfladen riechen dagegen so harmlos, wie die Wörter zärtlich klingen. Und auch die Menschenscheiße verliert ihren infernalischen Gestank, nachdem die Kost wieder rein pflanzlich ist. Katzen- und Hundekacke riechen nicht so stark wie die unsere nach Fleischverzehr, weil die Tiere über einen auf Fleischzerset-zung eingestellten kurzen Verdauungstrakt verfügen.

Der pflanzenfressende Affe hat einen dem menschlichen gleichenden Verdauungsapparat, aber keine bei uns üb-lichen Verdauungskrankheiten.

Der Mensch kann tierische Fette schlecht verarbeiten. Sein Cholesterinspiegel gerät durch die tägliche Braten-, Butter- und Sahnezufuhr leicht in Unordnung.

Selbst das chemiefreie Stück Fleisch schafft Unruhe in unserem Körper. Gift ist heute überall, in der Luft, im Wasser, in der Erde und dadurch auch in den Pflanzen. Aber diese stiften nicht von Natur aus Verwirrung im Menschen.

Auch das gesunde Wildbret ist auf Kriegsfuß mit meinen Innereien. Die gebratenen, erhitzten Fette lassen mich aufstoßen, bleiben schwer im Magen liegen, erhöhen meinen Cholesterinspiegel. Mein Blinddarm stach, bis er heraus mußte. An der Stelle, die er freiließ, stach es weiter. Meine Sehnen wurden schlapp, bis meine Schultergelenke und meine Knie ausrenkten. Um meinen Rücken zog sich Rheuma, in meine Finger begab sich Gicht, Arthrose beschlich meine Knie, die Bandscheiben begannen mich zu quälen.

Nach dem Hinauswurf des Fremdfleisches aus meinem Körper verschwanden die Boten des Siechtums.

Die sogenannten Pflegebedürftigen, die zwischen Leben und Sterben hängenbleiben, leiden an zwei Defekten: Ihr äußerer und ihr innerer Bewegungsapparat – Muskeln, Sehnen, Knochen und der Darm – gingen kaputt. Fleischsäuren lagern in den Gelenken, Fäulnisbakterien torpedieren den Verdauungstrakt, gehärtete Fette lassen die Zellen erstarren.

Fleisch wirkt, auf die Dauer eingenommen, wie Sand im Getriebe.

Der Mensch ist ein Salontiger. Das kommt ihn teuer zu stehen. In zweifacher Weise hat er sich naturhaften Ernährungsformen entfremdet. Er ißt nicht, was er sollte und wofür er gebaut ist: Pflanzen. Und das, was er vom Tier ißt und *wie* er es ißt, widerspricht allen Gebräuchen unter Raubtieren. Im Prinzip ißt er das Muskelfleisch.

Gehe ich vom Schaschlik bis zum Gulasch die Speisekarte durch, so schieben sich Menschen verwesende Fasern zwischen die Zähne. Blut, Mark, Knochen, Innereien, die die Raubtiere verschlingen und die die besten tierischen Depots für Eiweiß, Kohlenhydrate, Fett, Vitamine, Mineralstoffe sind, verschmähen wir. Das behauptet Erlesenste ist das in Wirklichkeit Ordinärste. Der Faser mangeln Vitamine und Mineralien. Und das ach so wichtige, angeblich unverzichtbare tierische Eiweiß sitzt im Muskelfleisch in einer solchen Dosis, daß es im menschlichen Körper Stoffwechselstörungen verursacht, giftige Zersetzungsprodukte herstellt und die netten Ablagerungen bewirkt wie zum Beispiel die beliebte Harnsäure, so daß es rasselt im Gebein (Gicht und Rheuma) und scheppert in Galle, Niere, Blase vom selbstfabrizierten Gestein.

Noch ein Beweis unserer Pflanzenspeisekonstitution: Wir haben einen Geschmack! Das hat uns über die Jahrmillionen unserer Entwicklung die Pflanze beigebracht, denn der Geschmack kommt von ihr. Pflanzen schmecken hundertfältig verschieden. Der Tierstoff schmeckt nach nichts. Und das lieben die Raubtiere, die unser gesalzenes und gewürztes Fleisch nicht ausstehen können. Wir müssen, um Appetit auf Fleisch zu bekommen, die geschmacklichen Roheiten braten, kochen, grillen, dünsten, dämpfen, schmoren, räuchern, würzen und vor allem salzen, salzen.

Das Tollste an der Entgleisung aus der Bahn der Natur ist die Wirkung der Fäulnis in unserem Körper. Das Fleisch, das wir essen, ist ein mindestens zwei bis fünf Tage alter Leichnam. Das Raubtier schlingt das eben vor noch ein paar Sekunden gelebt habende Opfer in sich hinein. Jedes Gramm unseres Fleisches beherbergt Millionen von Fäulnisbakterien, vergleichbar einem Gramm Mist. Die Fäulnisbakterien bleiben im für sie nicht gemachten, viel zu langen Darm, zersetzen nicht nur das breiige Aas, sondern greifen auch noch die Darmwände des Menschen an, stoßen Gifte ab, die sich über die Blutbahn im ganzen Körper verteilen.

Und nun geht es los mit den Unheimlichkeiten der Pickel, Polypen, Pusteln, Fisteln, Ekzeme, Geschwüre, Knoten und Tumore.

Eine Ahnung streift das Land: Krebs?! Auch er steht mit dem eingeschleusten Aas in Zusammenhang. Barbara Rütting machte es für ihre Person in einer Fernsehsendung öffentlich. Sie brachte ihre wuchernden Zellen wieder ins Lot des Gedeihens, nachdem sie Aas abgesetzt hatte.

«Hyäne!», «Aasgeier!» – schlimmste Schimpfwörter des Menschen wider den Menschen. Wir sind es. Der abgewehrteste Vorgang, Verzehr von Verwesung – wir tun es mit Gewürz!

Der menschliche Körper als Schlachtfeld von diversen Krankheiten, besonders in der zweiten Lebenshälfte – dazu habe ich keine Lust. Ich dachte schon immer, daß die sogenannten Zivilisationskrankheiten «von außen» kommen müssen, sich des menschlichen Körpers bemächtigen ähnlich einer Infektion. Der Unterschied ist nur ein zeitlicher. Die Infektion hat sofortige Wirkung, die Ablagerung allmähliche. «Ablagerungen» kann es nur geben, wenn etwas eingelagert, eingeschleust wird, was da im Inneren nicht hingehört. Von alleine lagert unser Körper nichts ab.

Dieser innere Kriegsschauplatz «Krankheit» ist falsch wie der äußere des Völkergegeneinanders.

Neben der Ursache der gesellschaftlichen Konflikte muß es auch eine körperliche Wegbereitung der Zivilisationskrankheiten geben. Es kommt Falsches in mich herein, das etwas hinterläßt, was mir eines Tages Strapazen bereiten wird.

In unserem Körper wächst und wirkt durch das Aas nicht nur Falsches, er reagiert auch auf Eindringlinge falsch. Die Ablagerungen torpedieren die Abwehrkräfte, so daß wir ein «gefundenes Fressen» für eine Unzahl von Viren und Bakterien geworden sind. Die Steak- und Hamburger-Gesellschaft der USA war eine günstige erste Niederlassung für die neuen Viren der AIDS-Erkrankung.

Ich verabschiedete mich Ende 30 vom Aas, war vorher sowieso schon nur ein Sonntagsfleischer, entstamme einer armen Zeit und einer armen Gegend. «Es gibt ja nichts zu essen!» seufzten sich dort die Erwachsenen die Lage zu und meinten die Entbehrung des Fleisches. Herzinfarkte und alle heute üblichen Kurz- und Langfristqualen gab es dafür fast nicht.

Kohl, Nudeln und Kartoffeln waren meine Ausgangschancen. Offenbar gute, denn die Ablagerungen von Frikadelle und Bratwurst hatten sich bei mir erst bis zum Stadium der Ankündigung von körperlichen Problemen vorgewagt.

Wenn ich mit 30 tot gewesen wäre, hätte ich von Lagerung noch nicht viel gemerkt. Aber wir müssen ja mit 80 rechnen. Ich gehe heute mit über 40 die Treppen hinauf, ohne die Puste zu verlieren. Ich mache meine Umzüge selbst.

Die Blinddarmgegend rumort nicht mehr. Keine Krampfadern, keine Fettpolster, nie große Infektionskrankheiten, kaum kleine. Ich kann nah und fern mühelos sehen. Meine Zähne sind gut – das sagen die Zahnärzte jedenfalls. Einer berichtete mir von seiner Erfahrung, die bezeugen könne, daß Vegetarier die besten Zähne hätten.

All der Lohn kam nach dem Verzicht auf das Fleisch. Als ich mich von ihm verabschiedete, wußte ich von diesen Wirkungen noch nichts. Es hatte mich nur erstaunt, wenn Freunde und Bekannte das Fasten beschrieben, das begleitet wird von überaus angenehmen Stimmungen: Schmerzen weg, Süchte weg, Entzündungen weg, beschwerendes Fett weg, Müdigkeit weg, diverse Krankheitszustände weg – statt dessen erhebende Gefühle.

«Immer ohne Fleisch habe ich diese Daseinsfreude vielleicht öfter als nur drei Wochen im Jahr», dachte ich. So kam es.

Deutlich heben sich die Menschen von den Raubtieren auch in ihrer Reaktion auf das Schlachten ab.

Der Wolf, der Leopard, die Katze jagen ihre Beute mit Leidenschaft, töten und verzehren sie mit Bekundungen des Wohlbefindens.

In der Regel bereite ich Menschen mit Beschreibungen von Schlachtgeschehnissen Unwohlsein. Wir können kein Blut sehen. Wer liebt schon Blutabzapfen?! Wir wenden den Kopf in Schreckensblässe weg von der einstechenden Saugkanüle, die unseren Lebenssaft herauszieht.

Wenn ich von Tiertötungen berichte, die ich in Filmen gesehen und über die ich in Büchern gelesen habe, kommt Empörung und Widerwille auf: «Erzähl mir das nicht, dann kann ich nie mehr in Ruhe meine Salami essen!» Das ist es! Fleischverzehr baut auf Verdrängung auf, ist Verdrängung. Das massenhafte Fleischessen ist erst mit Hilfe einer Abspaltung möglich.

Das Endprodukt wird nur dadurch so unbedenklich und genüßlich verspeist, weil es aus seinem Zusammenhang mit dem Ganzen herausgelöst, vom dazugehörenden Vorgang des Tötens abgetrennt worden ist. Erlebnisse von Schlachtungen verderben Menschen gewöhnlich den Appetit auf Fleisch.

Die Mühe, unsere seelischen Verdrängungen in jahrelangen psychoanalytischen Sitzungen rückgängig zu machen, wird umsonst sein, wenn wir den generalisierten Tod um uns verdrängen.

Immer wieder weigern sich Kinder, Fleisch zu essen. Etliche mögen es nicht. Jeder dritte meiner Bekannten, denen ich von meiner Arbeit an diesem Buch erzählte, berichtete mir aus seiner Kindheit, in der er Fleisch verabscheut habe. Bis weit in die Pubertät hinein wehren manche Kinder sich, Fleisch zu essen, werden gezwungen, kotzen. Fleisch bekommt ihnen nicht. Ihr Körper hat Schwierigkeiten, sich auf Fleisch einzustellen.

Auch sind Kinder noch keine Spaltungsspezialisten wie Erwachsene, sie stehen dem Tier näher, werden in ihren Kinderbüchern mit rührseligen Tiergeschichten überschüttet, erleben noch den Zusammenhang zwischen Schweinsmord und aufgetischtem Eisbein.

7.
Ich will hellsichtig, offen und feinfühlig sein

«Fall nicht vom Fleisch!» sagen die Menschen zueinander, wenn sie sich zum ordentlichen Essen aufmuntern. Nach meinem Abschied vom Fleisch aller Tiere hatte ich nicht den Eindruck, ich sei gefallen, ich fühlte mich statt dessen erhoben.

Fleisch macht dumpf. Nach der Verweigerung seiner Einnahme bemerkte ich Unterschiede in meinem Befinden. Ich wurde gefühlsgenau, hellsichtig und empfand mich wie aufgeschlossen. Was mit mir und mit anderen Menschen, was zwischen ihnen untereinander und zwischen ihnen und mir so vor sich geht, bemerke ich derart deutlich, daß es anfangs nicht leicht zu ertragen war. Deshalb nicht leicht, weil ich auf die Gefühle hin nicht zu handeln gelernt hatte, sie nicht als Aufforderung zum Tun erleben konnte.

Hellsichtig bin ich nicht im Sinne des Zukunftsvorhersagens, das anderen Menschen ihr Morgen aufstempelt. Ich erschloß mir die Dimension meines eigenen Morgens.

Zunächst schützten nicht «die Tiere» mich, sondern ich selbst erweckte mein Gespür für mir entgegenkommende Gefahren oder für Trübungen meines Wohlbefindens, auf die ich, mit Hilfe der sogenannten unterbewußten «Stimme» vorbereitet, besser reagieren konnte, als wenn ich in die Ereignisse ohne ihr Vorherahnen hineingefallen wäre. Genaufühlen im Jetzt und Vorwegfühlen des Später sind Fähigkeiten zum Schutz des Lebens.

51

Ich wurde begabt für prophetische Träume, von denen ich früher nur in biblischen Zusammenhängen gehört hatte. In Situationen des Schwankens und der Ungewißheit oder kurz vor einem beabsichtigten Handeln träume ich einen Botschaftentraum, der mir eine klare Richtung weist: «Du wirst auch in München unglücklich sein, glücklich erst in der fremden Stadt!», «Geh nach Australien!», «Halte an deinem Freund fest!», «Zieh nach Köln!», «Reise nicht allein!»...

Ich wache auf, wundere mich und handle. Ich ziehe nicht nach München. Ich bin mein erstes Jahr in Australien, obwohl ich niemanden dort vorher gekannt habe. Ich bleibe trotz Wut und Trauer mit dem Freund, der aus der Beziehung strebte, freundschaftlich verbunden. Ich ziehe nach Köln. Ich mache die Reise mit meinem neuen Freund... Die Botschaften hatten immer recht.

Menschen probieren zur Zeit an allen Enden Befreiung von einer Unzahl von Zwängen, dröseln ihre Seelen auf, richten sich neue Umgangsformen ein, kämpfen gegen die Umweltzerstörung. Viel ist von Gefühlen die Rede, von Gefühlen zwischen Frauen und Männern, zwischen Müttern und Kindern. Am Verhalten wird gebastelt: Mach nicht mehr das, tu dies! Jaja, und zärtlich wollen wir sein. Zärtlich mit dieser Toddurchschleusung mitten durch uns hindurch?

Gefühle zu haben ermöglicht uns nicht nur ein verändertes Verhalten. Gefühle brauchen auch eine Konsistenz des Fühlenden, einen Zustand seines Körpers. Gefühle sind Schwingungen. Mit den diversen Kadavermedaillons im Bauch sind wir Gitarren voll Sand, denen kein Klang mehr zu entlocken ist.

Die orangenen Leute des Bhagwan aßen kein Fleisch. Wenn ich in ihren Gaststuben essend saß, überkam mich nach kurzer Zeit ein Glücksgefühl. Ich kannte niemanden unter ihnen. Ich mißtraute ihrer Konzentration auf die Vatergestalt des Herrn Rajneesh. Offenbar lassen sich Menschen zur Abschaffung des Patriarchats massenhaft nur von Vätern als Leitfiguren motivieren, was sie dann folgezwangsmäßig zurück ins Patriarchat treibt. Trotz Bhagwans in Büchern veröffentlichtem antipatriarchalischem Gedankengut, trotz vieler Bekenntnisse seiner Jünger über allerlei männergesellschaftssprengende Aktivitäten war mir die Ausrichtung des ganzen Unternehmens auf einen Einzigen, Richtungsweisenden nicht geheuer. Und doch, mit all den Zweifeln und Befürchtungen, erkannte ich, daß die Sannyasins in ihren kleinen Einheiten und als große Gemeinschaft etwas Patriarchatswendendes versuchten, das ihnen teilweise auch geglückt ist. Ich fühlte in ihrer Umgebung, daß sie angstlos schwingen, daß ihr mordfreier Gruppenkörper eine friedenmachende, beruhigende Wirkung auf mich hatte.

Wie kann mein Leib für Schwingungen empfänglich sein, wie kann «meine Seele sich erheben», wie kann ich Teil eines harmonischen, aufeinander abgestimmten Ganzen sein, wenn ich Todfresser bin?!

Die Zeit nach 1945 war für Deutschland ökonomisch schwer. Die Menschen berichten von ihr trotz der erlittenen Entbehrungen enthusiastisch. Fleisch gab es so gut wie nicht. Sich zu ernähren war ein Abenteuer mit Pflanzen. Der Kuchen aus Kartoffelschalen wurde längst zur Sage, auch das merkwürdige Wohlgefühl, das die Menschen aneinanderband. Sie waren belebt und bewegt, konnten untereinander noch erfüllende Beziehungen eingehen.

Das Bild von unserem Körper als Instrument, das nicht schwingt, ist nicht nur eine Metapher. Die Toddurchschleusung macht uns tatsächlich stumpf. Von außen gesehen: «Sand im Getriebe», der uns unbeweglich macht, von innen: «Sandsack», zu dem wir werden, die Aasgestopften, innerlich Starren.

53

Nach der Trennung vom Fleisch beobachtete ich an mir eine feinstoffliche Reaktionsweise, die ich vorher nicht bemerkt hatte. Mysteriöses schien sich abzuspielen: Nachts und auch manchmal tagsüber verlor ich in Gegenwart von Menschen meine Energie. Ich schlaffte ab, fiel zusammen, bläßte ein. Ich fühlte mich wie angezapft. Allmählich kam ich dahinter. Ich verlor meine Energie an bestimmte Menschen, die sie aufzusaugen oder zu verzehren schienen. Unglückliche, kranke, über sich im unklaren befindliche, seelisch hilflose, neben sich herlebende, undurchdrungene, abgelehnte, unterdrückte, sich hassende Menschen zapfen meine Energie an.

Durch den Ausschluß des Fleisches bin ich pflanzlicher geworden, bin Menschen gegenüber unabgegrenzt. Fleisch macht nicht nur dumpf, es macht auch «verschlossen». Es richtet künstliche Grenzen im Individuum auf, die sich als Abschottung gegen den Nächsten auswirken. Ohne die Fleischverstopfung bin ich offen – was «Verstopfung» ist, weiß ich schon lange nicht mehr.

So war der Mensch gedacht, offen für sich selbst, offen für das Leben um sich, offen für die Zukunft. Ich bekam einen Eindruck, wie unser Leben ursprünglich sein sollte: die Menschen im Einklang mit sich selbst, im Austausch mit ihresgleichen – sind alle offen, kann die Energie zwischen ihnen hin- und herfließen, sie wird keinem geraubt, weil jeder sie hergibt – und in der Fähigkeit, auf die Umwelt zu reagieren und Gefahren zu wittern. Ausgestattet mit diesen Begabungen wären die Menschen unbeherrschbar.

Frohe, transparente, identische Menschen tauschen Energie, verzweifelte rauben sie. Der Abschied vom Fleisch machte mich durchlässig für Befindlichkeiten anderer Menschen. Das sogenannte Energiezapfen war ein Aufruf: «Hilf mir, es ist etwas bei mir in Unordnung geraten!» Wo nicht belebend ausgetauscht wird, da wird gelitten. Leid wittere ich seit Herausbildung meiner merkwürdigen Fähigkeit zum Energieabfall, der sich anfühlt wie eine Batterieentladung. Fremde Menschen, denen gegenüber ich mich entsogen, abgeladen, angezapft fühle, kann ich meiden, sie für die Zukunft fliehen. Nahe Menschen kann ich über diese Reaktionsweise öffnen. Ich kann beschwören oder zürnen: «Was ist los? Ich bin geschwächt. Du bist verstopft. Du schwingst nicht. Du verdrängst. Du schiebst deine Probleme weiter auf mich. Du stagnierst!»

So kann ich helfen, die negativen Zustände aufzulösen, die in schädlichen Strahlungen, schlechten Gedanken zum Ausdruck gekommen waren. Für enge Beziehungen ist dieses feinstoffliche «Erkennen» ein gutes Krisenwerkzeug.

Das durchlässige Fühlen beugt auch Krankheiten vor. Ich wurde bisher immer dann krank, wenn ich kränkende Geschehnisse als solche nicht rechtzeitig erkannt hatte.

Das Verwirrendste: Ich sehe mich plötzlich mit Kuppler- und Heilfähigkeiten ausgestattet. Ich kann vorwegfühlen, ob zwischen Menschen etwas möglich ist, kann sie zusammenführen, und siehe da, «es läuft was» zwischen ihnen. Und ich kann ahnen, was für einen anderen krank machend ist. Ich sage es ihm, auch wenn es noch so schockierend für ihn ist.

Fleisch ist nur die Deponie von Krankheit. Ob ein Mensch das gefährliche Material hochgehen läßt, das hängt von seinen (mit-)menschlichen Ungelöstheiten ab.

Selbstverständlich werden die speziellen Probleme, die ein Mensch mit Menschen hat, nicht durch seinen Umgang mit Tieren gelöst. Die frühkindlichen Süchte und Psychosen und die spätkindlichen Neurosen müssen durch psychische Arbeit geheilt werden. Die Verletzungen, die dem Menschen in seiner Kindheit zugefügt wurden, heben sich nicht durch Fleischvermeidung auf. Das Böse, das einem Menschen in seiner ersten Lebenszeit durch Menschen angetan worden ist, setzt sich in ihm fest. Es muß ihm durch Menschen angehoben, aufgelöst und für ihn und andere unschädlich gemacht werden, sonst wird er es an Menschen rächen.

Durch verändertes Verhalten dem Tier gegenüber werden wir noch nicht menschengut. Die pflanzliche Ernährung hat aber einen Einfluß nicht nur auf unsere körperlich-fleischliche Konsistenz, sondern auch auf unsere allgemeine Charakteristik, ja bestimmt unsere Handlungsweise. Sie läßt uns Anteil haben an der Pflanzlichkeit, die in uns stärker wirkt, als wir es bei ununterbrochenem Fleischverzehr gewohnt sind.

Was bedeutet Pflanzlichkeit? Das Pflanzliche hat einen Rhythmus, eine Zeiteinteilung, für die der Mensch den Sinn verloren hat. Tierisch heißt: schnell, morgen, sofort, jetzt. Das Pflanzliche hat etwas Allmähliches, kommt aber immer dort an, wohin es wollte, pünktlich, wann es sollte. Alles läuft nach Plan ab. Ich bin wie ein Jahreszyklus. Die Ereignisse greifen sinnvoll ineinander. Oft bin ich ungeduldig, will mehr, schneller, will anderes, als es sich aus mir heraus entwickeln kann. Die Zeitlichkeit geht durch mich hindurch. Nicht ich mache, sondern es macht oder sie, die Natur, macht. Ich bin überrascht, daß die Blüten tatsächlich jedes Jahr im Mai kommen und nicht im Januar, die Früchte im Juli oder im September reifen.

Mit einer Naturgenauigkeit fließen die Prozesse mir aus der Hand, steuere ich durch das Leben. Ich treffe jemanden, ich erreiche etwas, ich zögere, ich eile, ich bekomme, ich rege an, ich fordere, ich weiche zurück. Nichts ist zu früh oder zu spät, verpaßt oder mißraten. Ich höre, ich erfahre, Menschen und Ereignisse kommen auf mich zu. Der Eindruck des atmenden Einbezogenseins verstärkt sich. Ich werde geführt, und ich führe. Das Doppelt von Getragenwerden und pulsierendem Tun will ich als Lebensgefühl nie mehr missen.

So wie das Pflanzliche mit langfristig, das Fleischliche mit kurzfristig gleichgesetzt werden kann, wirken auch die unterschiedlichen Ernährungsweisen. Fleisch vollbringt eine schnelle Energieentfaltung im Körper. Sie paßt zur Ungeduld der modernen Streßroboter. «Reinhauen», «reinziehen», «reinknallen» sagt das Volk, wenn es das Über-Fleisch-Herfallen treffen will. Das Pflanzliche braucht seine Zeit. Die Energieentfaltung der vegetarischen Kost vollzieht sich allmählich, hält dann aber langfristig an, hinterläßt kein Völlegefühl und setzt keine Schlacken ab. Fleisch verpufft, zwingt dadurch mit diesem reißenden Hunger zu immer öfterem Essen von immer größeren Mengen.

8.
Ich will erotisch, stark und potent bleiben

Es besteht ein Vorurteil, Fleischessen mache den Mann potent. «Vegetarier sind so blutleer», raunen sich die Fleischbeköstiger zu. Auch ich hatte einen Widerwillen gegen Vegetarier: «Die erkennst du zehn Meilen gegen den Wind!» Blaß, unsinnlich, himmelwärts der Blick, Fleisch ist rot, macht glänzende Backen. Blut läßt Blut wallen. Männer meinen, Fleisch in ihrem Körper wirbele ihre Begierde auf.

Ich spürte in meinem Erregungshaushalt jedoch keine Veränderung. Das Verlangen sackte nicht weg. Mir war, als ob es sich eher steigerte. Das mag daran gelegen haben, daß mich die Suche nach alternativen Ernährungsweisen an allerlei Tinkturen, Säfte, Essenzen, Wurzeln und Öle herangeführt hatte, die der Begehrlichkeit förderlich waren. Vielleicht bewirkten es auch nur der Salatkopf und die rohen Möhren. Denn die Tiere, die in den Augen des Mannes den höchsten Gehalt von Brunst beherbergen, der Stier und der Hengst, die mit dramatischen Gliedern schnaubend das Ihre verlangen, fressen Gras und Heu!

Ich hatte lange gezögert, mich vom Fleisch abzusetzen. «Da verliere ich die Muskeln, da schwindet meine Potenz!» befürchtete ich. Ich kannte ja nur dünne Fräulein, weißliche Herren, die mit wogenden Schritten unter lappigen Stoffen verklärten Auges durch die Gegend wallten. Kein Zack, nichts Schwellendes, Braten machen eben doch derbdeftig. Noch das Furzen bildete ich mir zündender ein als die Korn-

restentlüftung, die sich spannungslos aus dem pflanzenge-
füllten Gedärm verflüchtigt.

Alles nur Veränderungsangstzipperleins! Ich war dann
in meinem Element des Körperschützens, vergaß die Blut-
und Saftideologien. Und es geschah, als ich eine Weile vom
Fleisch herunter war, nichts Befürchtetes. Umgekehrt,
meine sexuelle Potenz nahm zu. Ich litt während der
Fleischzeitnächte etwas unter «zu früh». Ich war meist so
gereizt, daß die Schüttungen zu schnell kamen. Jetzt plötzlich machten sich indische Zeiten in meinem Unterleib
breit. Ich hatte gelesen, daß die fleischmeidenden Inder
Stunden ineinandergesteckt verbringen, daß zum Beispiel
Call-Boys sich nur mit Hilfe ihres Bewußtseins in Erregung
versetzen und ohne Hand anzulegen ihre Fontäne vor
einem Nachtlokalpublikum heraussprühen können. Auch
mir ist nun möglich, mein Bewußtsein so mit meiner
Männlichkeit zu verbinden, daß ich mühelos in diesem
glücklichen Warten schweben kann. Unglück der Männer:
der vorschnell abdrückende Türsteher!

Und als ich erfuhr, daß die Römer ihr Weltreich mit einer
Handvoll Körner erobert und gehalten hatten, war kein
Halten mehr, auch wenn ich einem machistischen, ganz un-
pflanzlichen Gedankengang aufgesessen bin. Bei der alten
Kriegführung spielte die Belagerung von Festungen und
Städten die zentrale Rolle. Eine Burg wurde erobert, wenn
das letzte Tier geschlachtet war und die Menschen nicht
heraus auf die Äcker konnten, um Nachschub zu holen. Die
Römer führten kleine Mühlen und Säcke voller Korn in ih-
rem Gepäck mit sich. Das frisch gemahlene Korn enthält
alles, was der Mensch zum Gesundsein braucht, vor allem
Eiweiß und Vitamine.

Ich lernte einmal einen Zehnkämpfer kennen, der immer
mit einem Köfferchen reiste, in dem Körner und Mühle
verpackt waren. Er aß zu bestimmten Zeiten abgestimmte

Mengen, die er sich frisch zubereitete. Fleisch und alle anderen Zivilisationsverführer wies er zurück. ‹Spinner!› dachte ich damals. Ein Schrank von Mann war er, platzte vor Kraft aus allen Nähten. Das konnte ich nur noch nicht mit den Körnern in Verbindung bringen. Und nun waren auch die Römer (phasenweise) Körnerfresser, die muskulös und wehrhaft, begehrlich und unschlagbar gewesen!

Ja, und der Elefant, das größte und stärkste Tier überhaupt, ist Pflanzenfresser!

Ich mache die umgekehrte Probe. Ich schaue mir das Volk der Fleischfressenden einmal genau an: Ich gehe durch die Stadt. Ich suche Röte, Frische, Körperlichkeit. Ich finde Gräulichkeit, Erschlaffung, Gebrechen. Miesgesichtig, aasbleich, unförmig schlurfen und wanken die faulen(den) Bäuche von Sitzplatz zu Sitzplatz. Ab vierzig hört der Fleischereifrequentierer auf, einen Leib sein eigen zu nennen. Säcke ziehen sich durch den Smog. Vegetarier sind drahtig, federnd, Fleischesser schwerfällig. Schaut auf die Politiker! Die ganzen Genschers und Kohls! Zehn Filetsteaks speichern sich in ihren Hals- und Kinnpartien. Was wird erst um ihre Lenden lagern?! Kann mir keiner erzählen, daß er noch was zu erzählen hat! So sehen die Sachen bei den Männern aus. Und bei den Frauen? Literweise Bratensoße schwappt ihnen um die Rippen. Die Geschlechter verlappen sich in Fettaschen. «Der zarte Punkt», «die holde Kraft» (Goethe «Faust») schrumpfen zu Spalte und Knorpel der Empfindungslosigkeit. Fragt einen Ablagerungsgemahl und eine Polsterkissengattin nach ihren Gekochtenschinkennächten! Wurst – das ist ihr letztes Wort!

Die gleichen Vorurteile, die ich gegen Vegetarier hatte, verfolgten mich auch gegen Homosexuelle. Zu meinem Analytiker sagte ich fünfundzwanzigjährig noch unangetastet: «Die sind auch Menschen, klar, und ich verstehe, warum

Sie sie verteidigen, aber ich will mit denen nichts zu tun haben, will das nie machen!» Ach, und nach zehn Jahren holte mich das Leben ein. Ich hatte mit «denen» doch etwas zu tun und machte, was die machen. Und es war richtig für mich. Ich hob das Vorurteil auf, indem ich wurde wie sie.

Ähnliches erlebte ich mit Juden: das Hineinbegeben, das Mich-jüdisch-Machen – das Mich-Untermischen mit Namensgebung und geistiger Haltung – hob die Grenzen zu ihnen auf.

Vegetarier werden (noch) nicht verfolgt, aber abgewehrt und ausgelacht. Das Politikum ihres Tuns und Anliegens wird von der Mehrheit der Hackedieters nicht verstanden. Ich erlebte in meinen sogenannten (Gesellschafts-)Kreisen nicht so viel Abwehr und Gespött, wenn zur Sprache kam, daß ich Männer begehrte, wie wenn ich sagte, ich mied das Tier als Nahrungsquelle. Mit Männern zu leben – das ließ sich neuerdings hören, betrachten und respektieren, auch fürchten als Möglichkeit für einen selbst. Der Widerstand gegen die Fleischeskost traf mitten in die eigene Existenz hinein.

Die drei Grundsätze der Fleischverweigerung werden in eine Privatsache hineinkomplimentiert, das Allgemeinverbindliche zur Schrulle verharmlost. Die Grundsätze sind: 1. körperlich-seelisch-geistige Befindlichkeit des Menschen, 2. das Verhältnis der Menschen zu den Tieren, 3. die Zusammenhänge zwischen den Ernährungsgewohnheiten der Industrienationen und dem Verhungern der Menschen in der Dritten Welt.

65 Prozent unseres angebauten Getreides werden für die Schlachttiere verwendet. Da auch diese Menge nicht reicht, müssen wir Körner aus der Dritten Welt einführen. 90 Prozent der Ernte der armen Völker «stehlen» wir ihnen, um unsere Schweine und Rinder zu füttern. Würden wir das Eiweiß direkt aus den Körnern zu uns nehmen, brauchte

wir andere Völker nicht in den Hungertod zu jagen. Sieben bis zwölf Kilogramm pflanzlichen Eiweißes sind notwendig, um ein Kilogramm Fleischeiweiß zu «erzeugen». Darüber hinaus braucht unser Körper mehr tierisches als pflanzliches Eiweiß, wenn er ausschließlich oder hauptsächlich mit tierischem gefüllt wird. Die Todesbedarfsspirale zieht sich höher und höher. Das Fleischessen ist eine Umwegsernährung und gegenwärtig ein zweigleisiger Mordpfad. Direktes Töten der Tiere, indirektes Töten der Menschen, denen wir die Körner rauben. Vierzigtausend Kinder sterben täglich am Hunger. Und für den Tod der Menschen und Tiere, der heute notwendig ist, um unser täglich Kotelett zu bekommen, werden wir mit einem Eiweiß «versorgt», das unser Körper schlechter verwerten kann als das weder äußere noch innere Schrecken produzierende pflanzliche.

Nachdem Willy Brandt 1980 in Bonn vor nationaler und internationaler Presse den Bericht der Nord-Süd-Kommission über die Verarmung und Verelendung der Dritten Welt verlesen hatte, fragte ihn ein Besucher, ob sich für Brandt persönlich etwas verändert hätte, worauf dieser antwortete, daß er keinen Frack mehr tragen und kein Fleisch mehr essen wolle, schärfere Konsequenzen müßten die Jüngeren ziehen. Die Antwort verflog ohne Widerhall in den tonangebenden Medien.

9.
Ich will nicht Männer töten und Mütter quälen

Seit meinem Abschied vom Fleisch bis zur Arbeit an diesem Buch trank ich Milch und aß ich Käse. Ich saß der Mär vom tierischen Eiweiß auf, das ich nun nicht durch Tiertöten, sondern durch Tierausbeuten in mich aufnahm.

«Lactovegetarier», spotteten die echten. «Dann ist ja alles in Ordnung», sagte die Fleischfraktion und meinte, ob nun tierisches Eiweiß durch Fleisch oder durch Milch aufgenommen würde, sei gleichgültig.

«Quark ist so wahnsinnig gesund!» behauptet jeder Gesundseinwollende. Also aß ich Quark, Quark und nochmals Quark und war ein Verdrängungsspezialist erster Ordnung.

Wer trinkt in der Natur Milch? Babys. Die Milch ist zur Ernährung der kleinsten Exemplare der Säugetiere da. Spätestens nach ein bis zwei Jahren essen sie wie die großen etwas anderes.

Ich hörte davon, daß für manche Menschen Milch unverträglich sei. Mir bekam sie gut. Nur an meinem Hals, in der Gegend der Schilddrüse und der Lymphgefäße tat etwas neuerdings weh. Daß es damit begann, seit ich erhöht Quark, Käse, Milch konsumierte, hatte ich mir nicht vorstellen können.

Wie bekomme ich denn eigentlich die Milch? Die weiblichen Tiere spenden sie für ihre Babys. Nehme ich ihnen die Kleinen weg und lege mich unter die Euter, dann habe ich die Milch. Was mache ich mit den Kleinen? Die weiblichen ziehe ich mit künstlichem Futter (Milchpulver) auf, damit sie eines Tages selbst Milch den Menschen statt den Kälbern geben. Die männlichen töte ich, behalte mir nur ein bis zwei zur Entnahme des Samens zurück.

Tod der männlichen Jugend und Qual für Mutter und Kind – das sind zwei Urprinzipien des Patriarchats, aus denen es seine Existenz errichtete und aufrecht erhält.

Als ich zum erstenmal über die Männergesellschaft nachdachte, kam ich darauf, daß nicht nur die Frau vom Mann unterdrückt wird, sondern daß sich auch ein Unterdrückungsvorgang zwischen den Mitgliedern des männlichen Geschlechts abspielt. Der Vater unterdrückt den Sohn, der ältere Mann den jüngeren, das Männergremium den einzelnen Mann. Schon die frühesten Zeugnisse des Patriarchats berichten davon, wie die erwachsenen Männer auf die Kraft und sexuelle Unbekümmertheit der Jungen eifersüchtig waren (weil diese ihr Verhältnis zu den Frauen störten) und wie sie die Jungen als nutzlos empfanden, da sie nicht zur Arbeit taugten. Daß die Knaben ihre eigenen Söhne und die zukünftigen Erzeuger der übernächsten Generation waren, wußten die Männer noch nicht. Nützlich waren nur Frauen, weibliche Geburten als einstige Spender neuen Lebens und erwachsene Männer, die arbeiten und jagen konnten. Ehe die Väter wußten, daß sie ihre eigenen Söhne umbrachten – Erkenntnis der Zeugung –, töteten sie immer wieder Jünglinge, schlachteten unter den Jungen ihres Machtbereiches herum, wovon die Mythen voll sind.

Seit Urbeginn des Patriarchats wird das Sohnesleben von einer Morddrohung verfolgt, die auch noch in den zivilisierten Formationen besteht. Der Kampfschauplatz ist in die Seele des Jungen verlegt worden. Der Junge muß abschwören von der Welt des Spiels, der Zartheit und der Lust. Er muß verväterlichen, als Sohn sterben und im Vater aufgehen, moderner: werden wie der Vater (Identifikation mit dem Aggressor). Unsere Kultur verehrt diesen Vorgang in der Haltung ihres Gottes Jesus Christus, des sich selbst opfernden Sohnes.

Männlichen Geschlechts zu sein hieß im Frühpatriarchat, mit dem Tode bedroht zu werden. Abgemilderte Formen dieser Bedrohung waren die Aussetzung (Ödipus), die Beschneidung (in Amerika und im Vorderen Orient noch heute üblich) und – wesentlich für den Zusammenhang zwischen Männergesellschaft und Mensch-Tier-Verhältnis – die Ritualisierung im Tieropfer. Abraham «sollte» seinen Sohn Isaak töten. Nachdem ein Engel Einhalt geboten hatte, tötete Abraham statt des Sohnes einen Schafsbock. Jesus nennt sich das «Lamm Gottes».

Ebenso wie die Kriegführung und der Drang zum Krieg dem *männlichen* Verhalten entspringen, kommt der Wille zum Schlachten aus der Männerseele. Wenn dem Mann in seiner Kindheit und Jugend lebensbedrohlich zugesetzt wird – so zivilisiert es sich heute abspielt, die Erziehung des Knaben zum Mann geschieht immer noch als Bedrohung –, verinnerlicht er die Lebensfeindschaft und mutet sie seiner Umwelt zu.

Eine Gesellschaft, die an einen geschlachteten Sohnesgott glaubt, den sie sich im Zustand seiner Qual millionenfach in ihren Tempeln aufhängt, findet nichts dabei, Menschen und erst recht Tiere millionenfach zu quälen und zu töten.

Das Fleischereiunwesen ist Folterung Hilfloser und Abhängiger. Ihm unterliegt Sadismus, ebenderselbe, der in Militärmaschinerie und Rüstungsindustrie steckt.

Tierumgang und Menschenumgang stehen in einem gesellschaftlichen Verhältnis zueinander. Bei der Tierzucht, besonders der Hühner-, Schweine- und Rinderhaltung, herrscht immer noch «Matriarchat»! Das Männliche gilt nichts. Der Vorgang der Begattung ist überflüssig geworden. Die Züchter brauchen nur *ein* männliches Exemplar für die Belieferung der Samenbank. Wertvoll ist nur das Weibliche, das Geburten und bei Hühnern Eier, bei Rindern, Ziegen und Fleischschafen (im Unterschied zu Wollschafen) Milch gibt.

Wir essen fließbandhaft die männliche Jugend, vergleichbar ihrer massenhaften Tötung in allen Kriegen. Die weiblichen Tiere müssen, ehe auch sie geschlachtet werden, zuerst dienen, können wenigstens etwas leben, wie beschädigt auch immer, haben die Chance – eins zu hundert – vielleicht auch einmal krank zu werden und eines «natürlichen Todes» zu sterben.

Das täglich-nächtliche Gemetzel unter den männlichen Exemplaren wird eine Rückwirkung auf Männer haben. Diese Praxis hält ihre latente Angst vor Frauen aktuell, schürt ihren Haß auf das Weibliche, Naturauserwählte.

Erst wenn Männer aufhören, das Männliche in der Natur wegzuzüchten und dauerzuschlachten, werden sie sich nicht mehr untereinander beherrschen, verfolgen und killen.

Der zweite große Unterdrückungskomplex betrifft die Frau und das Kind. Unterdrückung der Frau heißt, Beschädigung der Kindheit. Eine in der Rolle «Hausfrau» eingesperrte Frau kann keine optimale Mutter sein. Beschränkte, gehemmte, entselbstete Frauen sind das Ungünstigste für ein Kind. Schlimmer, «eine schlechte Mutter ist besser als keine», scherzt das Patriarchat mit zwei Zumutungen für das Kind und zwingt viele Babys in das sterile Aufzuchtsklima eines Heims hinein.

Unseren Kälbern muten wir samt und sonders Hospitalismus zu. Sie werden den Müttern entrissen und mit Flaschen aufgezogen, nur physisch ernährt, aller Liebkosungen entschlagen. Wir trinken die Milch von groß gewordenen Heimkindern. Keine Kuh konnte als Kind bei ihrer Mutter aufwachsen. Die Plastikmilch wird immer dünner, lebloser, ist nur noch ein organischer Rest, ein von aller Lebensenergie abgespaltenes Funktionsatom.

Als ich Milch und Käse absetzte, ging ein Raunen durch meinen Körper: Ich fördere nicht mehr den Männermord, ich ernähre mich nicht mehr aus Mutter-Kind-Elend.

Ich stand in einem Laden und erzählte dort aufgeregt von meiner neuesten Entwicklung, verbschiedete mich auch von der Ökobauervorzugsmilch. Da sagte eine Frau: «Milch soll ja auch gar nicht gut für die Schilddrüse sein!» Ich horchte auf. Sollte das der Lohn sein?! Ja, richtig, der Hals! Dieser merkwürdige Druck, wenn ich den Kopf drehe, ist weg!

10.
Ich will meine Nahrung mir zusammensuchen

«Was ißt er denn dann, kein Fleisch, keinen Käse, keine Eier?» Nein, auch keine alternativen Eier, da ein Ei nach fünf Tagen zehnmal soviel Fäulnisbakterien enthält wie ein vergleichbar großes Stück Misthaufen. Denn auch ein Ei einer freilaufenden Henne kommt nicht vor fünf Tagen über die langen Verteilungswege in meinen Bauch hinein.

«Also Körnerfresser ist er! Das haben wir ja gleich gewußt!»

In den drei Jahren nach meinem Fleischabschied war ich so ganz zufrieden nicht: Brot, in Ökoläden gekauft, Muse aus Sesam, Erd- und Haselnüssen, Mandeln und Sonnenblumenkernen, Getreidepasten, Sojaaufstriche, allerlei undefinierbare Pampen, dazu Öle, kalt gepreßt, besonders Leinöl, Bohnen verschiedener Herkunft, Müsli zu jeder Zeit, Salate, Gemüse, Obst, Nüsse, Kerne. Aber es fehlte mir etwas, auf das ich erst durch die Bearbeitung dieses Buches gestoßen bin – das frische Korn. Ich traute meinen Augen nicht, als ich von den handlichen Mühlen der Römern las. Und ich war erschüttert, nachdem ich den ursprünglichen Sinn des Wortes «Mahlzeit» verstanden hatte.

Die Menschen kamen zusammen, um die frisch gemahlenen Körner zu verzehren. Ich kaufte mir eine Kornmühle, mahlte mir zu jeder «Mahl»-Zeit drei bis vier Eßlöffel, ließ sie in etwas Wasser oder Sojamilch ziehen und war nach dem Essen nicht mehr unruhig.

71

Das Korn speichert die Lebensenergie Tausende von Jahren. Ein in einer Pyramide gefundenes Korn keimte, kaum daß es ins Wasser gesetzt wurde. Das Korn birgt und konserviert Vitamine, Eiweiß, Mineralien beliebig lang. Wenn es geknackt und feucht gemacht wird, setzt es die Stoffe frei, verliert sie innerhalb von zehn Stunden. In der Erde verbraucht es sie zur Heranbildung eines neuen Keimlings.

In allen Ernährungsschriften wird auf die notwendige Frische der «Lebens»-Mittel hingewiesen. Der geschnittene Salatkopf, das roh gepreßte Öl, der nicht erhitzte Honig, das eben erschlossene Korn... Leben hat etwas mit Bewegung zu tun – die äußere, sichtbare Bewegung der Tiere und die meist unsichtbare innere Bewegung der Pflanzen. Winterzeit und Entfernungsüberwindung machen der Frische oft den Garaus. Das Korn ist eine Sensation der Natur, es ist die einzige echte lebendige Vorratskammer der Frische. Es beherbergt die Grundstoffe, die der Mensch braucht, und gibt sie innerhalb kürzester Zeit her. Die Sizilianer ernährten sich seit Jahrhunderten auf der Basis von Bohnen und Körnern und kannten Zivilisationskrankheiten nicht.

Endlich verstand ich den Satz über asiatische Ernährungsgebräuche: «Sie lebten von einer Handvoll Reis!» Das war nicht der industriell getötete, weißgeschälte, sondern der naturbelassene, zum Quellen, nicht zum Kochen angesetzte Reis.

Müsli ist fast nur noch Füllsli, breitgequetschte Hafer- und andere Flocken, aus denen die Essenzen längst verflogen sind. Auch das aus frisch gemahlenem Korn gebackene Brot bringt nur noch Frischreste auf meinen Tisch. 250 Grad muß der Laib außen erhitzt werden, innen erwärmt er sich auf 90 Grad. Da sind Vitamine perdue.

In allen zivilisierten Herstellungsverfahren und auf allen Transportwegen wird Frische eingebüßt und vernichtet.

Wenn es etwas so Einfaches und Umfassendes gibt wie

Keim, Korn und Bohne, die mühelos erschließbar und zum Essen anrichtbar sind, warum sollen dann verwandte Lebewesen getötet werden, wo das Tierzüchten zum geplanten Mord einem lebensbejahenden Selbstbild der Menschen widerspricht, das Schlachten die gesamte Gattung Mensch schuldverstrickt und der Aasverzehr für den menschlichen Körper schädlich ist?

Das frisch gemahlene Korn sättigt mich länger als alle anderen Lebensmittel. Ich brauche nur noch zweimal am Tage zu essen, tue es dreimal aus Gewohnheit und aus Lust, esse mit Abwechslungsvergnügen auch noch anderes. Ich leide nicht unter Aufstoßen, habe keine Blähungen. Das Korn reinigt meine Innereien, belebt die Zellen und lagert nichts Gefährliches ab.

Die Scheiße verläßt mich locker, wurde wieder golden wie zu goldenen Zeiten. Mit Fleisch im Bauch wird sie braunschwarz.

Ich konnte nicht verstehen, warum der Freud behauptete, die Menschen hätten ursprünglich Gold mit Scheiße gleichgesetzt. Nun glaubte ich es ihm. Ohne Fleisch ist sie nicht gelb und nicht braun, ist sie gold und stinkt auch nicht infernalisch.

Eine der befremdlichsten Folgen des Fleischessens ist die Ausgrenzung unseres Abstoffe produzierenden Körperteils – Tabuisierung des Analen, sagt die psychoanalytische Wissenschaft. Warum das Produkt, der Vorgang und die Körperzonen des Geschehens so verpönt sind, wollte mir nie einleuchten. Seit Augustinus ekelt sich der Männergeist davor und unkt, daß es eine Katastrophe sei, wie sich unser Lebensanfang zwischen Kot und Urin abspielen müsse.

Bei keinem Tier ist diese Ekelbesetzung des Hinterteils zu beobachten. Die Tiere produzieren ja auch das, wofür ihr Bauch geschaffen ist. Die Menschen tun es nicht. Falsches kommt in sie hinein. Falsches spielt sich in ihren Gedärmen ab. Und so verläßt sie auch Falsches. Der wahnsinnige Ekel vor der Scheiße besteht zu Recht. Eigentlich gehört dieser Stoff zu uns wie Haare und Nägel. Er ist unsere Erde. Mit ihm stehen wir auch abgebend in Verbindung zur Natur. Die Natur braucht Scheiße, macht daraus Erde, bekommt Fruchtbarkeit für neues Wachstum. Im Französischen heißt «Scheiße» «merde», siedelt sprachlich in der Nähe unseres deutschen «Erde». Durch die lange Verwesung, die nach der Fleischzufuhr im Darm geschieht, kommt ein Produkt mit einem ekelhaften Gestank heraus. Das befremdet uns. Im Ekel vor unserer Scheiße geben wir endlich zu, daß da etwas nicht stimmt, wovon die Scheiße aber nur das letzte Glied in der Kette der Unstimmigkeiten ist.

Sogar die Erde stößt unsere Aasscheiße ab. Die Menschenausscheidung ist der einzige tierische Reststoff, der nicht ohne weiteres zu Dung verwendet werden kann. Er muß der Erde mit Umstoffungsmaßnahmen noch schmackhaft gemacht werden, gefiltert wie die Kloake zu Trinkwasser.

Aus der analen Abwehr haben sich Industrien errichtet. Der heute so gefährliche Sauberkeitskult der Duft- und Reinigungsmittel, der einen wesentlichen Anteil an der Zerstörung des Bodens und der Gewässer hat, ist eine Frucht des Scheißeekels. Die Abspaltung des Unten/Hinten hätte ein Ende nach der Aufgabe des Fleischverzehrs.

Langjährige Vegetarier sollen einen Ekel vor Fleisch bekommen. Sie beziehen ihre Abwehr auf das Produkt, zu dem der Ekel gehört, auf das garnierte Aas. Ekel ist von der Natur eigentlich als ein Gefühl für Fremdes, Gefährliches, Tödliches geschaffen worden. Vor unserer Scheiße aus Pflanzennahrung brauchten wir uns nicht mehr zu fürchten. Der Ekel würde verschwinden.

Die Anthroposophen haben einen verwegenen Zusammenhang hergestellt: «Der Darm ist das Gehirn des Unterleibs!» Schön wäre es, wenn unser Darm endlich ein Mitspracherecht dafür bekäme, was in ihn hineingelangt, was er produziert und was er ausscheidet.

Wenn es nun keine Körner, Nüsse, Bohnen und Kerne, kein Gemüse, keine Früchte und Wurzeln gibt? In den Breitengraden, in denen die meisten Menschen leben, gedeihen eßbare Pflanzen und werden Feldfrüchte angebaut. Ich kann aber doch einmal an den Nordpol verschlagen werden, und meine Konserven sind ausgegangen, oder ich habe mich in einer Wüste verirrt, und mein letztes Kornsäckchen ist geleert worden. Jetzt läuft, fliegt oder schwimmt in den besagten Öden ein Tier an mir vorüber. Töte ich es nun? Ich war noch nicht in solcher Situation, aber von meinem korn- und kerngesicherten Schreibtisch aus sage ich: «Ja!» In der Wildnis, in der Wüste, im Eis bemächtige ich mich aus Hunger wahrscheinlich des in meiner Nähe befindlichen Verwandten, oder ich muß mich selbst töten.

Selbstumbringen, Fremdumbringen, Kampf ums Überleben – jetzt endlich hat der Mann sein Stichwort.

Fleischverweigerern wird immer Zimperlichkeit angehängt. Sie geheimnisten in die Natur einen Frieden und eine Harmonie hinein, die es nicht gäbe.

Mit Zimperlichkeit habe ich nie etwas zu tun gehabt. Sie wäre auch ein untaugliches Mittel, die ungeheuerlichen Zumutungen gegen das Leben, die sich das Patriarchat geleistet hat, zu durchschauen, darzustellen und ihrer Abschaffung den Weg zu bereiten.

Ich würde also, wenn ich müßte, Fische angeln, Robben fangen, Vögeln den Kopf umdrehen, Säugetiere aufschlitzen. Ich muß aber nicht. Und kein Mensch muß.

In Wirklichkeit sind die (armen) Fleisch-Schlucker zimperlich. Sie verschanzen sich hinter drei Primitivitäten:

1. Faunatarier sind faul
(fauna [lat.] = die Tierwelt)

Wenn der Mensch Fleisch ißt, nimmt er die Zusammenstellung der lebenswichtigen Stoffe in sich auf, die das Tier aus Gras (Rind), aus Abfällen (Schwein) und aus Körnern (Geflügel) vollbracht hat. Diese Zusammenstellung könnte der Mensch sich selbst erarbeiten. Es bereitet ihm zur Zeit jedoch mehr Mühe, sich die Nahrung aus Pflanzen zu erschließen als aus einem Stück vom Tier. «Strammer Max!» Kaufen – Pfanne – Fressen!

An den alten Gewohnheiten zu haften und vom geilen Fleischgeschmack nicht lassen zu können – das ist zimperlich.

Körner gibt es nicht überall. Sie müssen gemahlen, angesetzt und geschmacksbereichert werden. Gemüse, Salate anzurichten erfordert Kenntnisse und Fähigkeiten. Die Pasten herzustellen ist mühsam, an sie heranzukommen ist mit Umwegen verbunden.

Das Patriarchat hatte zum Fleischessen vom Anfang seiner Geschichte an eine enge Beziehung. Ernest Borneman stellte fest, daß Tierzucht und Tierschlachtung von Männern entwickelt und eingerichtet worden waren. Das Patriarchat scheint mit der Tiertötung dermaßen verquickt zu sein, daß es an der Aufrechterhaltung des Fleischverbrauchs ein Interesse hat wie an der Aufrechterhaltung seiner selbst.

«Ein Interesse hat» ist glimpflich formuliert. Die Nahrungskanäle in die Münder der Menschen hinein sind gegenwärtig so mit Fleisch angefüllt, daß von einem Zwang zum Fleischessen gesprochen werden muß.

Es ist oft nicht nur abenteuerlich, die Rinnsale fleischloser Ernährung zu finden, es ist manchmal unmöglich, Zugang zu ihnen zu erhalten. Bei Restaurantspeisekarten ist alles außer dem Fleisch zur «Beilage» verkommen. In kleinen Ortschaften gibt es keine alternativen Läden, die an die allmählich wiedergewonnenen Bahnen der Ernährung ohne Fleisch angeschlossen sind.

Der industriell lancierten Fleischschwemme entspricht eine Haltung des einzelnen Menschen. Mund auf, und Schlaraffenfleischland füllt den Trockenblutstrom an jeder Ecke in die Bäuche.

2. Animaltarier sind gestrig.
(animal [engl.] = das Tier)

Fortschritt ist ein beliebtes Wort. Rakete, Computer, Aircondition – und dann mir jetzt noch einen urzeitigen Kampf ums Überleben andrehen wollen!

Ich arbeite gewöhnlich auf dem Gebiet von Geschlecht und Beziehung und wundere mich schon seit Jahrzehnten, daß die Betätigung meiner Sinnlichkeit immer noch nach alten Büchern von vor tausend Jahren zu laufen hat. Das paßt nicht zum Autofahren, Atomkernspalten, Um-die-Erde-Jetten.

Die regierenden Väter sind bei allem, was den Körper des Menschen betrifft, reaktionär bis zur Weißglut, ob es um seine Haut geht, mit der er an andere Häute will, oder um seinen Magen, in den irgendeine Kampf-ums-Überleben-Bulette eingeführt werden soll.

Seit mindestens zehntausend Jahren, seit der Zeit des Ackerbaus gibt es keinen Kampf ums Überleben mehr. Es gibt eine *Anstrengung* ums Überleben. Die Tätigkeit des Ackerbaus ist mühevoll, und die Natur kooperiert mit den Bauern nicht nur, ist nie ganz mit Berechenbarkeit zu bezwingen. Sie konfrontiert den Menschen mit Kälte-, Hitze-, Dürre- und Regeneinbrüchen. Der Bauer muß Mißernten erleiden. Die während landwirtschaftlicher Schwierigkeiten vorgenommenen Schlachtungen von Schafen,

Pferden, Kühen und Schweinen waren vergleichbar den Nordpol-Äquator-Ausnahmen eine Notwendigkeit, die vor dem Verhungern schützte.

Die Kampf-ums-Überleben-Ideologie bezweckt etwas anderes. Ein vor zehntausend bis hunderttausend Jahren bestehender Zustand des Kräftemessens mit wilden Tieren wird heute den hilflosen «Intensiv»kälbern und armseligen Batterielegehennen untergeschoben. Die Ideologie soll die gegenwärtige Tiermißhandlung und -ausbeutung beschönigen, romantisch machen, ähnlich wie die Marlboro-Werbung eine Industriewildnis – «Freiheit und Abenteuer» – suggeriert.

3. Phlegmatarier sind feige.
(Phlegma [gr.] = Trägheit, Gleichgültigkeit,
Schwerfälligkeit)

Sie verdrängen. Sowie ihnen das Entsetzen der Zuchttiere vor Augen geführt wird, wehren sie ab. Der Fleischverzehr würde auf einen geringen Anteil der Bevölkerung schrumpfen, wenn alle ihr Steak sich selbst erschlachten müßten.

Das cellophanumspannte Rippchen kaufe ich wie eine Tageszeitung, es liegt im Regal, es ist ein abgezirkeltes Ding gleich einer Schachtel, einem Teller, einem Hosenknopf. Ist es ja nicht. Vorvorgestern noch gehörte es zu einem atmenden, fühlenden, pulsierenden Ganzen. «Will ich das töten, um an mein Rippchen zu kommen?» fragte ich mich. Nein. Ich gehe auch nicht in einen Krieg, den eine Männerregierung gegen eine andere angezettelt hat, um irgend etwas zu verteidigen, was in Wirklichkeit heißt, um Menschen, Tiere und Dinge kaputtzumachen.

Daß ich nicht selber schlachten wollte, hat nichts mit Arbeitsteilung zu tun. Ich würde am Fließband in der Fabrik arbeiten, die meinen Federhalter produziert, ich würde den Boden beackern, der meine Nahrung hervorbringt, ich würde im Krankenhaus Verunglückten zur Seite stehen, ich würde Kinder unterrichten und Omnibusse fahren, ich würde in Bergwerke gehen, um die Kohlen heraufzuholen..., wenn wir die Arbeitsteilung zurückdrehen könnten. Schlachten würde ich dann nicht. Also wollte ich diese Tätigkeit auch niemandem delegieren. Ich möchte nicht mehr mit dem Kauf des Endproduktes Wurst eine Kette von Vorgängen unterstützen, deren Anfang ich ablehnen muß.

Die Natur schlägt heute kaum noch so zu, daß keine Feldfrüchte mehr erntbar wären. Und in den totalen Unwegsamkeiten brauchte der Mensch nicht zu leben. Die herrschenden Väter produzieren aber Situationen, die immer wieder die Arbeit der Bauern zunichte machen und sintflutliche Überlebenskämpfe nötig werden lassen. Diese Situationen heißen «Krieg»! Wenn die Männer also zuschlagen und mir alle Körner, Bohnen, Nüsse, Kerne und Früchte nehmen, weil sie die Erde mit Bomben verbrennen, werde ich die an mir vorbeihuschende Ratte, die zufällig überlebt hat wie ich, greifen und essen.

Ich glaube, daß alle Menschen, die Kraft und Stolz haben, eines Tages dazu kommen werden, kein Fleisch mehr zu sich zu nehmen. Diese Haltung drückt eine Präsenz im Heutigen aus, weist in die Zukunft, Fleischessen schleppt Vergangenheit mit. Das Fleisch zu meiden, ist eine naturpolitische Tat.

Wie alles Lebendige, so muß auch der Abschied ein allmählicher Prozeß sein. Ungefähr fünf Jahre hat er bei mir gedauert und findet mit diesem Buch und der Entdeckung des frisch erschlossenen Korns seinen Abschluß.

Ich begann damit, kein Fleisch mehr für mich zu kaufen, aß aber noch bei jeder Einladung von allem angebotenen. Einmal war die Pause sehr lange, und mir bekam das Reinhauen nicht mehr. Eine Heilpraktikerin klärte mich auf, daß der Körper pflanzliches und tierisches Eiweiß verschieden verarbeite und bei der Entlastung vom tierischen übel reagieren könne, wenn er mit neuen Stößen überrascht werde. Falls einmal wieder Fleisch gegessen werden sollte, müßte, wollte, dann langsam anfangen und immer etwas essen, nicht wochenlang nichts und dann plötzlich eine Masse.

Nach dem Verlassen der Säugetiere als Nahrung aß ich Vögel und Fische, dann nur noch Meerestiere, bei denen sich der Übergang zwischen Pflanze und Tier vollzieht. Anschließend begann die Eier- und Käsezeit, die ungefähr zwei bis drei Jahre dauerte.

Zwanzigjährige können leichter auf die Körner umsteigen als Vierzigjährige, in deren Gedärmen so viel Bewegung losgeht, daß ihnen erst einmal nicht geheuer ist.

Langsam! Die Ideen kommen vorsichtig. Wenn sie dann da sind und sturzbachhaft gehandelt werden soll, ist der Leib gekränkt, daß nicht auch ihm das Recht der Allmählichkeit eingeräumt wird.

Eine der beliebtesten Hinter-Fleisch-Verschanzungen ist die Technik, den Spieß umzudrehen: Körner seien nicht ungefährlich! Ich bekomme warnende Zeitungsausschnitte zugeschickt und beängstigende Vorkommnisse mitgeteilt. Makrobiotiker seien an Schwäche gestorben, ein Mädchen habe sich von schimmligen Körnern in seinem morgendlichen Müsli Kopfschmerzen, Seh- und Zyklusstörungen geholt. Biodynamisches Getreide beherberge ebenfalls Schadstoffe, nur andere als das kunstgedüngte. Körner zu lange eingeweicht stehenzulassen, mache sie giftig...

Pflanzen sind auch giftig. Sie können es von Natur aus sein, und die nichtgiftigen sind den industriellen Ausschüttungen unterworfen wie alles andere. Ich kann nicht Fleisch absetzen und blind nach Pflanzen greifen.

Die Speise durch Pflanzen zusammengestellt ist eine

Rekonstruktion der dem Menschen gemäßen und von der Natur für ihn beabsichtigten Ernährungsform. Dabei gibt es Anbau-, Verarbeitungs-, Transport- und Lagerungsprobleme.

Diese Rekonstruktion läuft gegen den Widerstand des Systems im allgemeinen und der am Fleischverzehr beteiligten Industrien im besonderen, die jeden Unfall bei der Freilegung unseres Ernährungsursprungs begierig verbreiten, um die Bewegung gegen das Fleischessen zu stoppen.

Der Fleischabschied läuft auch gegen den Widerstand der versackten Mentalität und Gewohnheit jedes einzelnen Stube-und-Küche-Schlachters.

Gegen all diese Widerstände vorzugehen und zu unterscheiden zwischen echten Warnungen und der Trägheit des Bauches und der Antiquiertheit des Gaumens, strengt an. Und die alte Ernährungsform wiederzubeleben, ist mühevoll, obwohl es eine Fülle von ernst zu nehmenden Schriften langjährig erfahrener alternativer Ernährungswissenschaftler gibt. Trotzdem, es können Pannen und Irrtümer vorkommen, die uns in Sackgassen und auf Umwege führen. Fleischessen ist jedoch ein so globaler Irrtum, der mit den Schwierigkeiten bei der Wegebnung der pflanzlichen Ernährungsweise nicht aufrechenbar ist.

Es gibt kaum einen Streit zwischen den beiden «... Tariern», währenddessen die Fleischlinge nicht im Augenblick eines argumentativen Engpasses behaupten, jedes Essen hieße Mord. Auch der Salatkopf litte und die Gurke stöhne auf. Da gäbe es doch die PSI-Forschung, und der zufolge hätte die Tulpe «Huch!» gemacht, als sich das Messer des Gärtners ihrem Stengel näherte.

Ich habe das Wehklagen einer Pflanze nicht gehört, habe niemanden gesehen, der es gehört oder der jemanden gekannt, von dem er es gesagt bekommen hat. Fast einem mafiotischen Unterfangen gleich könnten diese Forschungen von der Fleischindustrie verbreitet worden sein, um die Menschen bei der Wurst zu halten.

Es ist Drückebergerei vor einer allfälligen Konsequenz, wenn mit dem angeblichen Schrei der Pflanzen argumentiert wird. Zwischen den Nahrungspflanzen und den uns verwandten Tieren liegt eine stammesgeschichtliche Entwicklung von Jahrmilliarden. Es hat einen Grund, daß ich die Schreie meiner Verwandten höre, wenn ich ihnen nach dem Leben trachte, die Schreie des Salatkopfes nicht. Wenn der Salatkopf nicht gegessen werden wollte, könnte, sollte, hätte er einen auch für mich hörbaren Schrei entwickelt, der mir Einhalt gebietet. Was da im PSI erforscht worden sein wird, ist die Tangibilität (Berührbarkeit) der Pflanze, die wie alles Lebendige auf die Umwelt reagiert. Es gibt – das wissen diejenigen, die Zimmerpflanzen haben – Gewächse, die einander wohl sind, und solche, die sich stören.

Die Tangierfähigkeit der Pflanzen gleichzusetzen mit den differenzierten Schmerzreaktionen des Zentralnervensystems verhöhnt die den Tieren angetanen Qualen und macht aus einem biologischen Phänomen einen Mummenschanz. Die Hilfeschreie des gestochenen Schweines höre ich meterweit, die des angeschnittenen Kohlkopfes nicht in Millimeternähe.

Die Männergesellschaft und das Fleisch –

Gedanken zur Naturpolitik der Menschen- und Tierrechte

«Fleisch» hat einen doppelten Klang: Fleisch als Stück des Tieres macht den höchsten Wert der Nahrung aus, Fleisch als Stoff des Menschen ist sein schlechtester («sündhafter») Teil. Je mehr die Menschen an Fleischlichkeit verloren haben, um so mehr bedurften sie der Zufuhr des tierischen Fleisches. Das Bewußtsein der eigenen Leiblichkeit und Sinnlichkeit schwand in dem Maße, wie der Fleischkonsum stieg.

Keine Gesellschaft verzehrt solche Unmengen Fleisch wie die abendländisch-christliche, und auch diese tut es gegenwärtig mehr denn je, die bundesrepublikanische ein halbes Pfund pro Tag pro Person. Ausgenommen sind die Eskimos, die aus vegetativen Gründen keine Pflanzen um sich haben und Tiere essen müssen.

Eine Religion, die aufbaut auf der Fleischverketzerung, hat einen Menschen geschaffen, der für den Verlust der eigenen Fleischlichkeit süchtig nach fremden Fleischstücken geworden ist.

Zerstörung des Bewußtseins von der eigenen ganzheitlichen Fleischlichkeit, Verkrüppelung des Strebens nach Berührung fremder ganzer Fleischlichkeit. Beide Lebensstimmungen, die den Menschen vermurkst wurden, hinterließen tödliche Begierden: statt des Bewußtseins der eigenen Fleischlichkeit Sucht nach tierischem Fleisch. Statt der Berührung einer anderen ganzheitlichen Körperlichkeit

Einverleibung von zerstückelten Teilen getöteter artverwandter Leiber.

Meine zehn Gründe der Abkehr vom Fleischverzehr stempelten die Tierfresser zu Tätern. So verläuft auch die übliche Argumentation aller Arbeiten für den Tierschutz. Ich möchte die heutigen Fleischesser auch einmal als Opfer beschreiben.

Es gab eine Entwicklung des Fleischverzehrs bis zur gegenwärtigen Totalisierung des Fleischkonsums. In heißen asiatischen Regionen wird Fleisch nicht oder kaum gegessen. Nicht nur die Entwicklung des Feuers, sondern auch die Ausbreitung des Menschen in kältere Gebiete hat das Tier zur bevorzugten Nahrungsquelle werden lassen. Die Banane hängt nur in wenigen Landstrichen den Menschen in den Mund. Der Ackerbau ist ein hochkultivierter Vorgang, der die Menschen auf ihre ursprüngliche Ernährungsgrundlage, die Pflanze, zurückführte, aber viele Witterungsunwägbarkeiten mit sich brachte, so daß der Rückgriff auf die Schlachtung eines Tieres immer wieder notwendig wurde.

Die Bibel reflektiert diese Entwicklung, indem sie das Paradies vegetarisch beschreibt: «Sehet da, ich habe euch gegeben allerlei Kraut, das sich besamt... und allerlei fruchtbare Bäume, die sich besamen, zu eurer Speise» (1. Mose I, 29). Mit dem Fleischessen beginnen die biblischen Menschen nach der Sintflut: «Furcht und Schrecken vor euch sei über alle Tiere... Alles, was sich regt und lebt, das sei eure Speise, wie das grüne Kraut habe ich's euch alles gegeben» (1. Mose IX, 2 und 3).

In allen drei Epochen der menschlichen Ernährungsweise war das Tieressen die Ausnahme, das Pflanzenessen die Regel. Zur Menschenaffenzeit wurden sporadisch kleine Tiere neben pflanzlicher Nahrung einverleibt. Die Jäger und Sammler konnten noch nicht täglich Fleisch essen, weil ein

Tier zu erlegen eine Prozedur großer Schwierigkeiten und das Fleisch lange aufzubewahren nicht möglich war. In der Epoche des Ackerbaus und der Viehzucht wurden die Tiere hauptsächlich zur Nutzung herangezogen. Ein Tier zu schlachten war eine Feiertagsangelegenheit oder ein kultischer Vorgang, wie es auch im fleischfressenden Alten Testament beschrieben wird (Abraham-Isaak-Episode, Heimkehr des verlorenen Sohnes...).

Bei dieser Regel blieb es für die meisten Menschen bis in die Neuzeit hinein. Die Feudalherren praßten und zogen sich, wenn sie nicht in Kriege verwickelt waren, täglich zwar ihre Braten rein, aber auch für sie gab es Fastenregeln, die den Körper entlasten sollten. Der Carneval, die Zeit der Narretei, der Orgie, bedeutete ursprünglich «Fleischerlaubnis» (carne = Fleisch, val = gültig, wert, d. h. erlaubt). Er mündete ab Aschermittwoch wieder in die Zeit der Enthaltung vom Fleisch.

Im Volk wurde ein Zusammenhang zwischen Fleischverzehr und spezifischen körperlichen Leiden schon erahnt, wenn Gicht die «Aristokratenkrankheit» hieß.

Die Bauern hatten ihre Mahlzeit. Fleischessen war bis in die Mitte des 20. Jahrhunderts hinein etwas Privilegiertes. Henri IV., der gute französische König des 16./17. Jahrhunderts, sorgte dafür, daß alle seine Untertanen wenigstens sonntags ein Huhn aus dem Topf hervorholen konnten.

Die Verarmung der Bauern und ihre Proletarisierung stieß sie in das Entsetzen des Hungers, machte das Stück Fleisch zum Traum. Die Verstädterung des Lebens ließ die bäuerliche Mahlzeit in Vergessenheit geraten. Nahrung wurde immer mehr «sekundär». Die Wege vom «Hersteller» zum «Verbraucher» wurden länger und länger. Die Kapitalisten beuteten die Proletarier in einer Weise aus, wie es die Fronherren mit den Bauern generell nicht vermocht hatten. Die Kapitalisten schraubten den Hahn der Nahrungszufuhr für die Arbeiter allmählich zu. Die Bauern saßen an der Quelle, produzierten die Nahrung, wurden mit Abgaben an die Grundbesitzer gepreßt. Und doch blieb ihnen immer eine Rücklage für sich selbst. Die Proletarier konnten nur an das heran, was es gab und was ihnen zu erwerben ihr Lohn zuließ. Minimalverdienst und die Totalerschöpfung ihrer Kraft, Wirtschaftskrisen, die sich für die «kleinen Leute» immer als Versorgungskrisen auswirkten, drückten sie auf «Wasser und Brot» herab, trieben sie in den Zusammenbruch ihrer Existenz. Die Sehnsucht nach Sattwerden bekam eine überdimensionale Funktion beim Kampf um Befreiung und Verbesserung der Lage der Arbeiter.

Die Lohnabhängigen aller kapitalistisch-industrialisierten Länder sind heute satt, aber wie?! Es gibt eine Standardformulierung gegen alle Veränderungsbemühungen: «Was wollt ihr denn, den Arbeitern geht es doch so gut wie nie zuvor. Allen geht es bei uns gut!»

Dieses Gutgehen enthält die moderne Form der Unterdrückung. Früher war Unterdrückung hauptsächlich eine Angelegenheit der Quantität, heute ist sie vor allem eine der Qualität. Der äußerlich sichtbare Anteil der Unterdrückung – Verarmung, Not, Hunger – ist aus den zivilisierten Ländern in die Dritte Welt verschoben worden. Der Umweg des Korns über das Tier in unsere Mägen verbraucht bis zu zehnmal soviel der Menge an Getreide, die nur nötig wäre, wenn wir die Körner direkt äßen. Die «alte» Verelendung ist heute ausgegrenzt, deterritorialisiert in die sogenannten «Entwicklungs»-Länder, die wir in die Unterentwicklung gezwungen haben.

Eine neue unsichtbare Verelendung spielt sich unter der Sattheit der industrialisierten Menschen ab. Ihr Bauch ist heute der Schlachtplatz der Unterdrückung. Der Mehrwert entsteht nicht wie im 19. Jahrhundert durch Enthaltung der Nahrungsmittel – durch ihre Verteuerung und Unerreichbarkeit für die armen Schichten –, sondern bei ihrer Zufuhr.

Fleisch und Brot sind unsere sogenannten Grundnahrungsmittel. Um das Mehl und das Brot lagerungs- und transportfähig zu machen, wird das Korn aller Lebenselemente beraubt. Das Auszugsmehl, aus dem Brot gebacken wird, enthält nichts mehr wesentlich Nahrhaftes, denn die nach der Bearbeitung leicht verderbliche und deshalb für Transport und Lagerung nicht geeignete Schale des Korns wird entfernt und als Tierfutter verwendet.

Der Raub der lebenswichtigen Elemente und das Fremdstoffdepot in den Nahrungsmitteln beuten den Menschen *im* Sattwerden aus.

Jeden Tag Verkümmertes und Falsches einzunehmen hat Folgen. Der Mensch wird krank. Seine Zivilisationsgebrechen und seine modernen Grundsatzkrankheiten machen deutlich, auf welche Beschädigung die gesamte Erste-Welt-Bevölkerung zusiecht.

Täglich Fleisch in die Menschen zu schleusen und die pflanzlichen und tierischen Nahrungsmittel zu vergiften bringt ungeheure Profite. Das Infamste: die Zernährung produziert Süchte. Ein kolossaler Mehrwertborn ist die Freßsucht. Unsere Nahrungsmittel sind denaturierte, industriell vermüllte, raffinierte («veredelte») Füllmittel geworden.

Die unheilbringenden Füllmittel machen süchtig auf die unheilbringenden Füllmittel. Der Mensch muß die Leere und Falschheit in seinem Körper mit Betäubungsstoffen wie Alkohol, Kaffee, Tee, Tabak, Zucker... überdecken, die unter dem verführerischen Namen «Genußmittel» auf die Bevölkerung losgeschwemmt werden.

Am Ende der Leidensstrecke wird der leergefüllte, falschgestopfte, benebelte Mensch an die Krankheitsindustrie angeschlossen, die ihn über Pille, Medikament und Operation noch der chemischen Industrie erschließt.

Der Kampf gegen Unterdrückung bedeutet für die innerlich verarmten Menschen der industrialisierten Regionen erst einmal Verweigerung: Gifthähne zu, unser Bauch in Sicherheit, Kontrolle unseres Essens, Austritt aus den Krankenkassen, Übernahme der Souveränität unseres Leibes.

Der Vegetarismus ist hier und jetzt ein revolutionäres Mittel geworden, er hat patriarchatsabtragende Konsequenzen. Oft wird Tierschützern und Fleischverächtern Weltabgewandtheit vorgeworfen. Weil sie mit Menschen nicht zurechtkämen, beschäftigten sie sich mit Tieren. Ich habe mich streng nach der Werteskala des Patriarchats zuerst mit Menschen-/Männerrechten, dann mit Frauenrechten und schließlich mit Kinderrechten beschäftigt, ehe ich den noch umfassenderen Zusammenhang zwischen den Tierrechten und der Erneuerung der menschlichen Gesellschaft erkannte.

Es gibt eine Vier-Stufen-Leiter des Todes, die umgekehrt aufgebaut ist, als wir sie uns gemeinhin vorstellen: Am ungefährlichsten für den gesamten Lebenszusammenhang ist das Umbringen von einzelnen Menschen. Das Aussterben von Tierarten stört das natürliche Gleichgewicht. Das Verschwinden von Pflanzen bedroht es. Die Beeinträchtigung der Elemente wird es zerstören.

Die bisherige «Humanität» beschäftigt sich nur mit dem Schutz des Menschen vor dem Menschen. Das Wort enthüllt seine Begrenzung. Das Tier wurde nicht geschützt, kleine Hege-Rührseligkeiten ausgenommen. Seit ich seinen Verzehr ablehne, bin ich nicht nur für *seinen* Schutz, sondern auch für den der Pflanzen und Elemente empfindlich geworden.

Die Tierbehandlung wird der Angelpunkt unseres Überlebens sein. Die Roheit dem Tier gegenüber macht uns stumpf. Die Stumpfheit läßt uns unachtsam mit Pflanzen und Elementen umgehen, nach deren Vernichtung und Beeinträchtigung – Waldsterben, Luftverpestung, Bodenvergiftung, Wasserverunreinigung – unser Leben beendet sein wird. Langfristig hat die «Rache» des Tieres eine unausweichliche Wirkung: Tod aller Menschen.

Wir bilden uns ein, was der Mensch dem Menschen antut, sei das Schlimmste. Nein, Tiertötung und Tierquälerei sind schlimmer als Menschentötung und Menschenquälerei. Was die Menschen einander antun, ist *ihre* Sache. Sie sind selbst schuld, wenn sie so eine blutige Gesellschaftsordnung wie das Patriarchat herstellen, aufrechterhalten und erdulden, an dem heute alle Völker mit ganz wenigen Ausnahmen teilhaben, die sich abwechselnd bedrängen, stören und umbringen. Patriarchat macht das. Es ist inzwischen allgemein überschaubar geworden. Die Situation der Gegenwart ist so aufgedeckt, daß jede Frau und jeder Mann die Möglichkeit hat, die Mordemännergesellschaft wahrzunehmen und ihre Mechanismen mit ein wenig Mühe zu durchschauen. Wer sich kritik- und widerstandslos im Patriarchat einrichtet, muß wissen, daß er/sie morgen selbst ein Opfer sein kann.

Menschen konnten sich gegen Menschenzumutungen immer irgendwann erwehren. Die Revolutionen und gesellschaftlichen Veränderungen beweisen das. Das Tier kann gegen die Verfolgung durch den Menschen nichts tun. Hunderte von Arten sind schon ausgestorben. Und das Leben der Zuchttiere, die zum Essen und für Forschungsversuche bestimmt sind, ist eine Hölle.

Das heutige Töten und Quälen von Artverwandten in der Fleischindustrie und im Testlabor ist eine Fortsetzung des Mordens in den Nazi-Konzentrationslagern.

Kriege führten die Männergesellschaften seit ihrem Bestehen gegeneinander, Töten ist ihr Metier. Sollten wir diese Gesellschaftsform nicht überwinden, werden wir einem der von ihr permanent neuproduzierten Konflikte erliegen.

Doch Euthanasie und KZs bedeuteten: Nicht angetretene Gegner wurden gefoltert und getötet, sondern Schutz- und Hilflose wurden umgebracht.

Wenn das Verwandtschaftsgefühl für das Tier wiederhergestellt ist, müssen Intensivstall und Labor als KZs benannt werden.

Nach der Aufdeckung der Dritte-Reichs-Greuel ist es für Männer mit dem Morden unter Menschen in den Industrienationen etwas schwerer geworden. Bis in das 20. Jahrhundert hinein war im Patriarchat das Schlachten und Metzeln unter Menschen üblich. Internationalisierung, Technisierung und Demokratisierung der Länder der Ersten Welt delegierten diese Gepflogenheiten an Orte der Undurchsichtigkeit zu afrikanischen, asiatischen und lateinamerikanischen Nationen.

Gefoltert und gemetzelt wird in fremden Völkern der Dritten Welt und hier um die Ecke unter Ausschluß der Öffentlichkeit hinter den Betonmauern der Ställe und Forschungsstätten. Abermals weiß niemand etwas. Die Nierchen dampfen appetitlich im Gasthaus. Die Salbe tröstet: «Klinisch getestet!» Damit ist die Welt in Ordnung.

Das Blutfließen als Praxis und das Töten als Ideologie, der angebliche Krieg unter den Lebewesen als Prinzip – das sind Grundelemente und Folgen des Patriarchats, in der Form der Gesinnung und des Aktionszwanges in jeden einzelnen Mann hineingesetzt. Auch der tapferste Menschenrechtskämpfer legt Mortadella aufs Brot und sagt: «Tierversuche müssen sein!»

Die Frau wirkt bei dem Tieraderlaß kräftig mit. So wie sie im Kinderzimmer Täterin ist, ist sie in der Küche und in der

Badestube Gehilfin. Sie unterstützt und ermöglicht die Tierrechtsverletzungen täglich in dreifacher Hinsicht: als Hausfrau, als Kosmetikfrau und als Modefrau. Die gesamte Schnitzeljagd wird von der Frau veranstaltet: «Einmal was Warmes am Tage braucht der Mensch!» Die Kornmühle machte das Hausfrauendasein überflüssig. Welche Macht läge in den Frauen, die Fleischindustrie zum Zusammenbruch zu zwingen, und wie könnte in ihren Händen die blaue Blume der neuen Ernährungsform sprießen! Sie haben ja Zeit und Raum, den Weg zu lebendiger Nahrung aufzusuchen, alternative Rezepte zu erproben. Die Frauen hätten auch die Macht, die Kosmetikindustrie ins Wanken zu bringen, wenn sie die Pülverchen, Tinkturen und Crèmes zurückwiesen, die ihr angeschlagenes gesellschaftliches Selbstbewußtsein wieder zuschmieren sollen. Und sie könnten sich weigern, eine tierische Haut an ihrem Leibe zu tragen.

Die Pelzindustrie lebt von dem Puppenselbst der Frauen, von ihren Winternachtsträumen, mit einem Tier um den Leib machten sie einen Mann scharf. Das Umgekehrte ist wahr. Der Pelz markiert einen Wegstelleffekt. Umringt von einer fremden Haut, kann der Mann die Frau anhimmeln, braucht sie aber nicht mehr anzufassen.

Beim Umgang mit Tieren wird verwechselt zwischen Nutzung und Ausbeutung. Die Nutzung ist ein Prinzip der Natur. Das Leben selbst ist ein Prozeß von Gegenseitigkeit. Pflanzen und Tiere kooperieren. Ich habe nichts dagegen, wenn Menschen meine Fähigkeiten und Kenntnisse für sich benutzen, ich selbst nutze anderer Leute Gedanken, Dinge, Taten und Gaben. Tiere zu zähmen, um ihre Fähigkeiten zu gebrauchen – Pferde, Hunde, Schafe, Hühner (Kraft, Schutz, Wolle, Eier) –, daran ist nichts auszusetzen. Der Mensch gibt das Futter und den befriedeten, gegen die Unbilden der Jahreszeiten gesicherten Raum und erhält dafür vom Tier Produkte und Fähigkeiten.

Das Stück Fleisch, der Pelz und die klinisch getestete Salbe überschreiten die Grenzen der Nutzung und sind Formen der Ausbeutung bis hin zur Mißhandlung.

Die Nutzung des Tieres hat einen wesentlichen Beitrag zur Zivilisierung des Menschen geleistet. Ohne das Pferd, den Ochsen, die Kuh, das Schaf, den Hund hätte der Mensch nicht so gut den Naturwidrigkeiten bei der Kultivation trotzen können. Das Bestehen in kalten Regionen wäre ohne die Zuhilfenahme des Tieres undenkbar gewesen: der Pelz, die Tierhaut zum äußeren Warmwerden, die Hasenkeule, der Rehrücken, die Entenbrust zum inneren Warmwerden. Fleischessen hat einen Vorteil vor Pflanzenessen: Es produziert Wärme. Das, was sich wie Energiezufuhr anfühlt, ist die Entstehung von Wärme. Die besondere Art der Zersetzung des Fleisches, die auf die Dauer für den menschlichen Körper so heikel ist, setzt Wärme frei, ist eine Art Verbrennung, die beim Essen von Fleisch als wohltuend erfahren wird. In heißen Regionen wird daher wenig oder kein Fleisch gegessen.

Die Funktion des inneren Ofens hat sich mit der Heizung der menschlichen Behausung längst erledigt. Wir können heute so bauen und heizen und uns so anziehen, daß wir unsere eigene Körperwärme schützen und erhalten – auch in tiefsten Winterzeiten. Das Leben des Tieres muß nicht mehr zur Wärmeumsetzung herhalten.

Es bleibt beim Problem der Behandlung der Tiere noch die Frage des Leders unbeantwortet. Lederschuhe sind schwer zu umgehen. Ähnlich wie Fleisch von allen Seiten her in uns geleitet wird, so sind wir mit unseren Füßen vollständig auf Leder aufgebaut. Abgesehen davon, daß die Industrie Häute entwickeln könnte, die so atmend, beständig und schützend sind wie das Leder, fände ich es in der Ord-

nung, wenn wir das Tote ausbeuteten. Die leidige Leder-
frage könnte sich noch leichter lösen, wenn die Menschen
selbst ihre Körper nach dem Tode zur Ausschlachtung frei-
gäben. Ich wäre dafür, daß aus meinen Häuten Schuhe, aus
meinen Knochen Seifen und Salben und aus meinen Gedärmen Futterale und Saiten hergestellt würden. Der Mensch
sollte sich beim Naturausnutzen auch an seine eigenen Reste halten.

Der Gedanke wirkt nur deshalb so abwegig, weil wir in
der Tradition einer Todeskult-Gesellschaft leben. Alte Völker balsamierten ihre abgelebten Leiber, um sie ohne Verwesung ins Jenseits zu geleiten. Unsere Religion will die
toten Menschen bis zum Jüngsten Gericht in der Grube aufbewahrt wissen, weil sie ihnen eine Auferstehung verspro-
chen hat. Zartheit dem Leichnam gegenüber, irrsinnige
Grausamkeit dem Körper gegenüber, vom Anfang bis zum
Ende seines Lebens – aus einer solchen Haltung heraus kann
kein Verständnis für das Tier gedeihen.

Ich höre zuletzt noch das aufgetrumpfte Wort «Arbeitsplatz». Was machen die vielen, die durch das Ende der
Fleischindustrie ihren Arbeitsplatz verlieren?

Die Gewerkschaften haben sich für Atomkraftwerke eingesetzt, weil deren Bau Arbeitsplätze schaffen und sichern
würde. Und die Aufrechterhaltung des Tiertötens erhält
ebenfalls Arbeitsplätze.

So erstaunt ich war, daß Fleichverweigerung auf höhere
Abwehr stieß als Männerbegehren, so befremdet bin ich,
wenn ich im Lager der Linken, um die Menschendinge Be-
mühten, kein Verständnis für das Tier antreffe. Mit Ku-
chenstückpolitik weiter auf Arbeitsplatzschutz herumzu-
reiten, schafft Patriarchat nicht ab. Das Kernkraftwerk und
die Fleischindustrie sind zwei seiner Bollwerke. Bei Frauen,
Kindern und Tieren liegt heute das Befreiungspotential!

Das Arbeitsplatzargument ist so verstockt wie die Bejahung von Tierversuchen. Tierverspeisung hing im weitesten Sinne ursprünglich noch mit Tiernutzung zusammen. Der Tierversuch dagegen ist nur ein Vorgang der Ausbeutung. Alle Krankheiten sind Zeugnisse des falschen Umgangs des Menschen mit der Natur, mit sich selbst und mit seinen Artgenossen, hängen in unzähligen Fällen mit dem Verzehr von Fleisch zusammen. Krebsheilungen fanden statt nach dem Absetzen von Fleisch, von allem Gekochten und nach der Umstellung auf Nahrung aus Pflanzlich-Rohem. Das Tier soll für eine Eingeschränktheit des Menschen herhalten. Die großen medizinischen Entdeckungen wurden gemacht, als noch keine Tierversuche üblich waren. Kreativität ist ein Vorgang des Geistes, entsteht durch Denken und nicht durch Quälen.

Insulin und einige Antibiotika seien durch Tierversuche entdeckt worden. Die sogenannte Zuckerkrankheit Diabetes, die mit Insulin in Schach gehalten, aber nicht geheilt wird, eignet sich besonders gut, wenn auf Zusammenhänge zwischen der Entstehung von Zivilisationsgebrechen und Fleisch-, Zucker- und Auszugsmehlernährung hingewiesen werden muß. Antibiotika sind schwere Geschütze gegen Infektionen, die ein durch Fleicernährung geschwächter und verarmter Körper nicht mehr selbst abwehren kann.

Es gibt am Ende des 20. Jahrhunderts 60 000 menschliche Krankheiten, für 8000 konnten Medikamente entwickelt werden. 1000 sind heilbar. Der Aufwand der Tierqual lohnt sich nicht.

Den Menschen zuerst kaputtzumachen und dann zu versuchen, ihn von außen mit fremden Stoffen und physio-chemischen Verfahrensweisen wieder ganz zu machen, enthüllt Widersinn und Lebensfeindlichkeit des männlichen Vorgehens. Ähnliches geschieht im Umgang mit der Natur. Der Mann greift ein, die Natur gerät aus den Fugen – die innere der Menschen wie die äußere der (Um-)Welt – und erfordert ein Eingreifen. Als am Anfang des Patriarchats die Eingriffe noch klein waren, wurde dieses allebensbedrohliche Vorgehen noch nicht so deutlich. Immerhin gab es schon früh Unwiderruflichkeiten, die von der Eingriffsmentalität zeugen, wie die Entbaumung Italiens und Jugoslawiens durch das römische Patriarchat, das für seine Schiffe, Wälle und Gebäude Tonnen von Holz verbrauchte. Heute kommt es zum Vorschein: Wo Männer wüten, haben nicht nur Menschen und Tiere, sondern auch Bäume zu leiden.

Natur ist ein Geschehen, das auch selbst aus den Fugen geraten kann. Es sterben Arten wie Dinosaurier aus, es können Insekten zu Plagen von Pflanzen und Tieren werden. Gegen pflanzliche Prozesse und Tierverhaltensweisen, die den Menschen angreifen oder Vorgänge und Bestände in der Natur bedrohen, kann er vorgehen. Das alles gehört in das alte Kapitel «Auseinandersetzung mit der Natur». Abschied vom Fleischessen heißt nicht, unerträgliche menschengefährdende Einbußen hinnehmen zu müssen. Ich tue einer Mücke etwas zuleide, wenn sie mich sticht.

Dieses Tierinschachhalten ist heute jedoch kein Thema mehr. Von keinem Lebewesen geht eine Bedrohung der Natur und des Menschen aus, wie sie vergleichbar die Männergesellschaft veranstaltet.

Die Natur will Zusammenhänge erhalten, wobei ihr die Individuen und manchmal auch einzelne Arten unwichtig sind. Die Männergesellschaft greift in das Leben der Individuen, Arten *und* in Zusammenhänge ein. Das, was das Patriarchat seinen Mitgliedern und den ihm Ausgelieferten antut – die langgedehnte Qual –, wird von der Natur keinem einzigen Tier angetan. Darin liegt der Unterschied: Natur macht sich etwas aus Leben, Patriarchat nicht.

Wenn das Prinzip der Natur «Schutz des Zusammenhanges» ist und sie dafür die Exemplare – und in Abständen von zig Millionen Jahren auch hin und wieder einige Arten – riskiert, wäre es eine Definition von Entwicklung, daß die menschliche Gesellschaft wie die Natur Zusammenhänge erhält und dafür aber Arten und Individuen nicht mehr zu opfern braucht, also auch das Exemplar schützt. Die Männergesellschaft fällt jedoch hinter die Natur zurück, setzt nicht nur die Individuen aufs Spiel, peinigt und zerstört sie, sondern greift auch noch in die Zusammenhänge ein, so daß heute die Existenz des Ganzen vor dem Untergang steht.

Der Mensch benimmt sich nicht als das «höchste Wesen», sondern als das blamabelste Wesen der Schöpfung. Der Mann hat alle Voraussetzungen geschaffen, daß der Mensch das höchste Lebewesen sein könnte. Mehr als Voraussetzungen konnte seine Gesellschaft nicht erstellen. Für das Benehmen als höchstes Lebewesen sind drastische gesellschaftliche Veränderungen notwendig, um die die Frauen ringen, seit sie Emanzipation betreiben.

Die hochfahrene Vokabel «höchstes Wesen» sollte sich endlich in Generosität ausdrücken. Der Mensch könnte heute seine Bedürfnisse so befriedigen, daß er weder andere Menschen unterdrücken noch Tiere ausbeuten muß. Er *könnte* es, denn wer in den Weltraum fliegen und Waffen kompliziertester Art herstellen kann, der könnte seinen Geist und seine Kraft auch darauf verwenden, ein vegetarisches Ernährungssystem aufzubauen, das es in mühsamen Anfängen dezentraler Produktionsweisen und alternativer Verteilungswege schon gibt. Es errichtete die Arbeitsstellen, die durch den Abschied vom Fleisch verlorengingen.

Denkbar wäre, daß eine Gesellschaft von aller Tiernutzung absieht, daß sie auch die Tierprodukte durch pflanzliche ersetzte, die Tierbestandteile Wolle, Knochen, Leder künstlich herstellte.

Ich bin mir nicht sicher, ob sich der Mensch ganz vom Tier wegentwickeln sollte. Die Beschäftigung mit Tieren ist etwas Wohltuendes. Zur Zeit steht nicht der Abschied vom Tier an, sondern das Ende seiner Ausbeutung.

Wir sind im Übergang. Es kommt darauf an, mit der Veränderung von Haltungen zu beginnen, einem bewußtlosen Um-und-um-Vernichten zu wehren. So ist die Verweigerung von Fleisch wie die Abstinenz von wasserzerstörenden Putzmitteln ein Anfang eines Weges, an dessen Ende ich mir den Menschen vorstelle im wiedergewonnenen Einklang mit dem Ganzen.

Gleichberechtigung zwischen Menschen und ihren Artverwandten

Erfahrungen und Erkenntnisse nach 1985

1.
Dem Tier die Ehre erweisen

Ein Buch für eine Neuausgabe im alten Zustand zu belassen ist eine grobe Unhöflichkeit gegenüber Leserinnen und Lesern, ist so, wie wenn ich geladene Gäste in ungewaschenen Kleidern empfänge.

Demnach wollte ich in das kleine Bekenntnisbuch «Zehn Gründe, kein Fleisch mehr zu essen» prinzipiell nicht eingreifen, habe nur stilistische Verbesserungen vorgenommen, wollte weder abschwächen noch verschärfen, auch nicht ausgewogener formulieren. Der Charakter der widerhakenden Streitschrift sollte unbedingt beibehalten werden.

Daß ich mit diesem Buch jedoch gelebt und Zusatzerfahrungen gemacht habe, daß mir viele Zusatzgedanken gekommen sind, davon will ich in dem folgenden Text reden.

Zuvor möchte ich die zwei Veränderungen erwähnen, die ich für notwendig empfand:

Ich präzisierte in Kapitel 7 meine Position gegenüber den Anhängern Bhagwans, wollte mein immer wiederkehrendes Wohlgefühl unter ihnen nicht durch die Schwierigkeiten, die die Gruppen gegen Ende von Bhagwans Leben bekamen, relativieren. Die veränderte Stelle ist unmißverständlich formuliert.

Ausführlich muß ich mich zu der zweiten Veränderung äußern. Ein einziges Mal schwächte ich für die Neuausgabe etwas ab. Es handelt sich um die «Auschwitz»-Stelle im

Kapitel «Die Männergesellschaft und das Fleisch». Die Formulierung «Das heutige Tiertöten in der Fleischindustrie und im Testlabor ist eine Fortsetzung von Auschwitz, ja eine Steigerung» war auf mehrfache Kritik gestoßen, was mich in der Zwischenzeit beinahe dazu gebracht hatte, diesen Satz zu streichen. Ich habe nach vielen Diskussionen nur die Behauptung, «das Tiertöten» sei «eine Steigerung von Auschwitz» gestrichen.

Auschwitz steht für den Ort, an dem Menschen die schlimmsten Qualen zugefügt, ihnen der gräßlichste Mord angetan wurde. Diesen Ort mit den vielen Stätten, an denen unseren nächstverwandten Artgenossen ebenso die schlimmsten Qualen ihrer Stammesgeschichte zugefügt werden – Testlabor, «Intensiv»stall und Schlachthof –, zu vergleichen, sollte nicht die Opfer von Auschwitz und ihre Hinterbliebenen entehren, sondern den Tieren nach dem Unvorstellbaren, dem sie ohne Unterbrechung 24 Stunden lang ausgesetzt werden, wenigstens die Ehre zurückgeben.

Ich habe die Kritik an meinem Vergleich verstanden und ihr deshalb mit der veränderten Formulierung zu entsprechen versucht. Auschwitz ist der Kulminationspunkt des Schrecklichen, das Männer Menschen zugemutet haben. Es soll dieser (bisherige) Kulminationspunkt bleiben. Ich selbst empfinde es als eine Unsitte, Auschwitz mit allen möglichen anderen Schrecken der Männergesellschaft leichtsinnig zu vergleichen und es dadurch zu relativieren. Besonders, solange Überlebende, Verwandte und Freunde von Opfern mit jeglicher Relativierung verletzt werden können, muß der Inflation des Begriffs «Auschwitz» gewehrt werden.

Daß die Behandlung der Tiere in Testlabor und Fleischindustrie eine «Steigerung» von Auschwitz sei, stand im Zusammenhang des Gedankens, daß im Gesamtnaturgeschehen die Tiertötung (die Fremdarttötung) schwerer wiege als die Menschentötung, die Tötung von Mitgliedern der eigenen Art.

Weit perspektivisch gesehen, sagt sich so etwas leicht, aber für die Opfer von Auschwitz, im besonderen für diejenigen, die die Nähe zum Tier noch nicht vollzogen haben und meinen, es sei gegenüber dem Menschen etwas Geringerwertiges oder minder Bedeutungsvolles, ist diese Formulierung nichts als eine überflüssige Brüskierung gewesen, die, wie Robert Jungk bemerkte, für die Argumentation des Buches nicht nötig sei, ihr im Gegenteil nur schade.

Jedoch der Gedanke, daß die unvorstellbaren Gewalttaten, die millionenhaft auf der ganzen Welt den uns nah verwandten Tieren angetan werden, im Prinzip eine Fortsetzung der schwersten Greueltaten der Männergesellschaft sind, muß bleiben. Es gibt nicht nur diese Fortsetzung. Hiroshima war eine, die geplanten atomaren Kriege werden, wenn sie stattfinden, eine Fortsetzung sein. Wenn wir die Männergesellschaft nicht abschaffen, wird es immer wieder Lebensvernichtungen großen Ausmaßes geben. Sie tendiert zu diesem den Vorstellungsrahmen sprengenden Foltern und Morden. Die Qualen der Frauen und Männer in den Hexen- und Ketzerprozessen und ihr grausam langsames, hautschmelzendes Sterben auf den Scheiterhaufen standen denen der Opfer von Auschwitz in nichts nach. Patriarchat kennt keine auserwählten Opfer.

Interessanterweise haben nur die Menschen protestiert, die sich ideell beleidigt fühlten. Menschen, die selbst im KZ waren und die die Schranken vor der Nähe zum Tier eingerissen haben, konnten den Vergleich akzeptieren.

Eine Frau argumentierte auf einer Veranstaltung, auf der ich wegen dieses Vergleiches angegriffen wurde: Die Anhebung des Tieres aus dem Stand der «Minder»- oder «Nichtswertigkeit» in die Position der Gleichwertigkeit – in unsere uns ursprünglich bewußte und real bestehende Nähe – ist die Voraussetzung, daß Menschen nie mehr «wie Tiere» behandelt werden.

Die Inhumanität, einige Menschen als «minderwertig» zu betrachten, ihnen Menschenrechte abzusprechen, sie ihnen alsdann abzuhandeln und schließlich mit diesen Menschen umzugehen «wie mit Tieren», ist nur möglich, wenn unser Umgang mit Tieren jeden Respektes vor der Unversehrtheit ihres – natürlichen – Lebens ermangelt.

Es ist eben keine herbeigezerrte Metapher, wenn ich an der italienisch-österreichischen Grenze durch das Klagen der Kühe an die Transporte der von den Nazis gefangenen Menschen in den «Vieh»wagen erinnert werde (Kapitel 3). Genau diese Verbindung bestand – nicht trauernd, sondern sadistisch – bei den deutschen faschistischen Gewaltmännern: «Jude = Tier». Aber ohne die Gleichung «Tier = zu Mißachtendes, zu Benutzendes, Auszurottendes» hätte die Gleichung «Jude = Tier» nicht zu Auschwitz führen können.

Mit dieser den meisten Menschen eigentümlichen Grundeinstellung «Tier = wertlos, quälbar, ausrottbar» kann es ihnen selbst immer wieder passieren, daß sie von quälgeilen und mordlüsternen Männern gefoltert und ums Leben gebracht werden.

Die Frau sagte, ihr Kampf für die Tiere enthielte ihren Kampf gegen Antisemitismus, ihren Kampf für die Achtung aller Lebewesen, aller Rassen und Nationen, aller sexuellen und religiösen Orientierungen.

So notwendig der Kampf gegen die Diskriminierung von Juden für alle Zeiten in Deutschland sein wird, er ist etwas Spezielles. Er schließt den Kampf gegen die Diskriminierung von Frauen, Schwulen, nächstverwandten Lebewesen nicht mit ein. Der Kampf um die Rechte von nächstverwandten Arten ist aber ein Kampf, der den Schutz alles sonstigen Lebens mit einbezieht. Er ist die Voraussetzung aller anderen Kämpfe.

Ich möchte hier meine Achtung vor dem weitest möglich gespannten Nerv des umfassenden Lebensschutzes der Tierrechtler zum Ausdruck bringen.

Jede andere Schutzkampfgemeinschaft von Unterprivilegierten und Bedrohten geht meist nur bis zu sich selbst und von da nicht sehr viel weiter. Die Tierrechtler gehen über sich selbst hinaus.

Ich kenne viele Juden und Linke – meist Männer –, die sich intensiv mit Antisemitismus beschäftigen, denen aber zum Beispiel der Sinn für die Unterdrückung der Schwulen abgeht – 50 000 verloren ihr Leben in den Nazi-KZs unter grauenhaften Qualen; Entschädigung für die überlebenden Opfer gab es nicht.

Ich kenne viele Schwule, die die Unterdrückung der Frau kaltläßt, die subtil frauenfeindlich denken und handeln wie ein Heteromann.

Ich kenne viele Feministinnen, denen die Leiden der Kinder beiderlei Geschlechts unter patriarchalischen Vätern *und* Müttern nicht im Zentrum ihres Denkens und Bemühens stehen, geschweige denn, daß sie die Gewalttaten gegen die Mitglieder der nächstverwandten Arten in einem Zusammenhang stehend sehen können mit dem, was vom Patriarchat Frauen angetan wird.

Ich kenne keine Tierrechtler, die die vorerwähnten Zeugnisse von Ausbeutung, Mißbrauch, Degradierung, Folter und Mord nicht im weiteren und manchmal auch im engeren Sinne zu solidarischen Protesttaten motivierten.

Das Tier ist das letzte, längstzeitlich und intensivst mißhandelte Lebewesen der Männergesellschaft. Wenn ihm die Ehre und sein Existenzrecht unter seinen – annähernd – wiedererlangten Ursprungsbedingungen zurückgegeben werden soll, heißt das auch Kampf um die Rechte für alle anderen männergesellschaftlich alten und neuen Unterprivilegierten: neben Kampf gegen antisemitisch heute ebenfalls Kampf gegen antitürkisch, antischwarz, antifremd, gegen alle – hinter den Wörtern sich verbergende – lebensfeindlichen, gewaltsamen, ja verbrecherischen Tendenzen und Aktionen.

2.
Die Emanzipation vom Mörderstatus

Es gibt viele Menschen, die Fleisch meiden, ohne Tierrechtler zu sein. Ich startete mit dem Fleischabsetzen, nicht von Gedanken an die Tiere bewegt. Ich hatte, wie in Kapitel 4 dargestellt, erst nach dem Fleischverzicht meinen Durchbruch zur Wiederannäherung an das Wirbelsäugetier, das ich ab dieser Zeit als meinesähnlichen empfinde.

Und wenn mir Fleisch bestens bekäme, würde ich es für die Ernährung heute ablehnen, da ich Alternativen gefunden habe.

Der Abschied vom Fleischverzehr war für mich ein wesentlicher Schritt beim Abschied von der Männergesellschaft in meinem eigenen Verhalten. Die Männergesellschaft ist eine Mordgesellschaft. Will ich meine Unterstützung verringern und ihrer Abschaffung den Weg bereiten, muß ich mich von so einem herausragenden Charakteristikum wie dem stündlichen Quälen und Töten der Artverwandten distanzieren.

Ich schrieb mein Buch «Zehn Gründe, kein Fleisch mehr zu essen» in der Absicht, daß mir möglichst viele Menschen folgten. Es gehört zu meinen besser verkauften Arbeiten – 9 Auflagen mit fast 40000 Exemplaren. Drei alternative Illustrierte machten es zur Titelgeschichte ihres Magazins. Doch was konnte das alles ausrichten, was sind 40000 Bücher im Verhältnis zu den Millionen Fleischessern Deutschlands! Und noch immer sehen die Speisekarten für die Empfänge unseres breitgeflügelt-humanen Bundespräsidenten düster aus. Er und andere prominente Vor(bild)esser wollen dem Beispiel des englischen Kronprinzenpaares Charles und Diana bei(ihrem)leibe nicht nacheifern. Wie kann sich da für die Masse der Deutschen etwas ändern?!

In dieser Zusatzbemerkung zielt meine Frage auf das Problem: Warum folgen uns nicht Millionen? Was können wir tun, um effektiver zu werden? Machen wir nicht doch etwas falsch bei unseren Überzeugungsversuchen?

Während des Diskutierens mit Sina Walden über diese Probleme löste ich einmal einen Streit aus, innerhalb dessen sie mich beschimpfte, sie spürte in meiner Argumentation immer noch die anthropozentrische Färbung, «Die armen Menschen, die krank würden durch den Fleischverzehr» hieße es bei mir zu oft und nicht «Die armen Tiere, die da stündlich gefoltert und umgebracht würden».

Ich will hier die Argumentation vom Menschen für den Menschen fortsetzen. Etwas anderes empfände ich gegenwärtig als sinnlos. Unsere Beziehung zum Eßtier ist seit Jahrhunderttausenden zerbrochen. Es gibt keinen Weg vom Emotionstier Hund und Katze zurück zum Gefühl für Rind, Schwein, Schaf und Huhn.

Wenn ich irgend jemandem sage, daß nun erforscht worden sei, die Katze träume pro Tag oder Nacht drei Stunden lang, wenn ich mit dieser Mitteilung hoffe, ein Bewußtsein für die Nähe zwischen Menschen und allen artverwandten Tieren zu wecken, dann geht bei meinen Gesprächspartnern das Bewußtsein von der Ähnlichkeit zwischen Mensch und Tier allerhöchstens bis zur Katze, bleibt dort unanschiebbar stehen. Der Funke der Erkenntnis springt nicht über zu den Träumen der Kuh. Meine Rede hatte nie das erhoffte Ergebnis: heute das letzte Steak!

Unser Emotionstier ist zur überwiegenden Masse ein Raubtier – Hund und Katze –, gibt uns eine tägliche Alibiverstärkung für unser fortlaufendes Fleischessen, denn die Hunde- und Katzenfütterung beläßt uns in der Mordkette. Wir müssen Rinderherzen, Putenleber, Schweinenieren und Kalbsmägen kaufen, um Schnuffi und Mietzi mit Häppchen und Stückchen zu befriedigen.

Vom Wohnungstier zum Schlachttier führt kein noch so schmaler Pfad, im Gegenteil, die Haltung eines Raubtier-kumpans in unseren vier Wänden unterstützt die Tötung der anderen Tiere.

Der Filmemacher Wolfgang Korruhn stieß bei seinen Untersuchungen für einen Film über die Abholzung der brasilianischen Regenwälder auf einen grotesken Zusammenhang. Der Tiermord in Brasilien – der Wald ist ein lebender Kosmos von unzähligen Tierarten –, die dortige Umweltzerstörung, ja die Beeinträchtigung des gesamten Weltwetters geschehen zur Deckung unseres Haustierfütterungsbedarfes! Die Regenwälder werden abgeholzt, um Weiden für Rinder in die brasilianische Erde zu planieren. Das Fleisch der Tiere wird zu 10 % im eigenen Land verbraucht, zu 90 % ausgeführt, um hauptsächlich die 100 Millionen Katzen und Hunde der 800 Millionen Nordamerikaner und Europäer zu füttern.

Wenn ich es in meiner derzeitigen Lebensform könnte, würde ich mich nur noch mit Hasen, Schafen, Enten oder Meerschweinchen... anfreunden, weil ich den Raubtieren das Rauben selbst überlassen will und ihnen nicht mit meiner Assistenz von Rindsmord ihre Bäuche füllen möchte.

Wir brauchen Geschichten vom Leben und Leiden, vom Gefoltertwerden und Sterben einer Kuh, eines Schweins, eines Schafs, eines Huhns – solche Geschichten auch von Hirschen, Rehen, Gänsen, Fasanen, Hasen, von Schildkröten in Bali, von Känguruhs in Australien... Diese Geschichten würden Menschen vielleicht zum Bewußtsein bringen, was sie tun, vielleicht.

111

Es gibt niemand anderen als die Menschen, die die Umkehr einleiten, die den Blutstrom abstellen können. Das Tier hat keine Gewerkschaften und Interessenverbände unter den Mitgliedern seiner Spezies.

Ich bleibe in meiner Argumentation anthropozentrisch, weil das Tiertöten und Fleischessen ein Problem der Menschen ist. Und ich tue es zugleich, weil mir der Mensch auch nach Bewußtwerdung tierrechtlicher Aspekte genauso am Herzen liegt wie vorher.

Seit ich Tiere anders sehe und empfinde, habe ich das Oben-unten-Denken aufgegeben. Es gibt für mich nur noch Nähe–Ferne. Da ich zur Zeit nicht mit Tieren lebe, stehen mir Menschen näher als Tiere. Und es sind auch nur bestimmte Menschen, die mir nahestehen, nicht alle.

Tierrechtler sollten sich hüten, den geringsten Verdacht hervorzurufen, das Geschick von Menschen stünde ihnen allgemein ferner als das der Tiere. Bei Offensichtlichwerden dieser Haltung wäre die Reaktion der Nichttierrechtlerisch-Denkenden: «Aha, die interessieren sich eben doch nicht für Menschen! Das haben wir ja gleich gewußt! Also zeig ich's ihnen und kaufe morgen zwei Portionen Fleisch mehr!»

Alle Menschen außer den tierschützenden sind von der Ideologie «Der Mensch ist die Krone der Schöpfung» randvoll angefüllt. Diese Ideologie bestimmt das ganze Sein, durchtränkt die feinsten Gefühle und Handlungsmotivationen. Es ist vertrackt schwer, diese Lebensfeindschaft – die immer doppelt wirkt, gegen andere und gegen sich selbst – erkennbar zu machen und zu bewirken, daß Leben nicht als menschliches Privileg verstanden wird.

Ich erinnere mich an meine Tierfraßzeit. Hier und da wollten Menschen mich überzeugen, hörte ich Argumente gegen das Fleischessen, die mir erst nach meiner Umkehr einleuchteten. Schon als Kind schnappte ich auf, wie sich meine Erziehungspersonen lustig über jemanden machten, der behauptet hatte, alles Falsche des Menschen käme vom Fleischessen. Es soll ein Autor gewesen sein, der über diese These um die Jahrhundertwende ein Buch verfaßt hätte. Die zahlreichen Mitglieder meiner Großfamilie diskutierten solche Themen nicht selten. Es gab zuweilen Besuch von Bekannten oder entfernten Verwandten, die kein Fleisch aßen. Die Frauen des Hauses sprachen über die Sonderkocherei, die diese Besuche ihnen aufnötigten. Obwohl wir fünf Siebentel der Woche fleischlos aßen, war unsere Ernährung doch auf Fleisch als die Spitze des Guten ausgerichtet. Ich empfand alle Formen der Argumentation für das Fleisch-Nein, die an mein Ohr drangen, als Spinnereien. So ging das bis zu meinem 39. Lebensjahr!

Ich habe nun ein paar Beobachtungen gemacht, die mir zu Erkenntnissen verhalfen, die ich für die eigene Strategie brauchbar fand. Ich will mit dem Folgenden nicht die Entschiedenheit meines tierrechtlichen Ansatzes zurücknehmen, noch mein Vorgehen als optimal und für alle Menschen verbindlich erklären. Wie die «Zehn Gründe...» sind sie meine Weisen, die ich lediglich anbieten kann, ohne sie dogmatisch zur Richtschnur zu erheben.

Da die Erstausgabe des Buches bei Zweitausendeins erschien und im Buchhandel nicht erhältlich war, hatte ich immer Exemplare bei mir, wenn ich für Veranstaltungen mit anderen Büchern unterwegs war. Ich sagte die Präsenz von einigen Stücken dieses Buches vor der Pause jedesmal an. Wenn ich formulierte: «Ich habe da noch ein Buch geschrieben über die Gefahren des Fleischessens...», gingen alle mitgebrachten Exemplare weg. Sagte ich jedoch: «Ich habe da noch ein Buch geschrieben über die Probleme des Tiertötens, ein Beitrag zur Befreiung der Tiere...», mäßigte sich der Zugriff; die Hälfte oder zwei Drittel der Exemplare durfte ich wieder einpacken.

Von großem Anschauungswert war für mich das Verhalten vieler Freundinnen und Freunde. Ich hörte von Fremden, die nach der Lektüre des Buches das Fleischessen aufgegeben hätten. Ob für kurz oder lang, konnte ich nicht feststellen. Bei Freunden ließ sich dieser Prozeß beobachten. Es gab nur *einen* Menschen in meinem Umkreis, der von einem der «zehn Gründe» so schockiert war, daß er das Fleischessen sofort und für immer aufgab und auch das Prinzip erkannte und für die Beendigung des Tiertötens zu kämpfen begann. Es war ein Mann, der mit jungen Männern schlief. Als ich ihm einmal drastisch vorwarf: «Du ißt am meisten diejenigen Individuen, mit denen du schläfst!», geriet er in Schrekken.

Der zur Zeit von allen Seiten heftig gerupfte Sigmund Freud hat in einer seiner zentralen Aussagen eben leider oder glücklicherweise doch recht. Wir sind libidozentriert. Wir werden lustgesteuert. Aber um welche Lust handelt es sich?

Nur wenige meiner Freundinnen und Freunde setzten Fleisch allmählich ab und meiden es für immer. Die Mehrzahl erschütterte sich nach dem Lesen des Buches, aß eine Woche lang kein Fleisch und kehrte dann zu den üblichen Gewohnheiten zurück, ißt weiter Fleisch, wie wenn nichts geschehen wäre, tut das manchmal demonstrativ in meiner Gegenwart. Es waren Menschen, denen ich nicht so nah stand, daß sie plötzlich «Kisten» gegen mich fahren, mir etwas beweisen und zeigen wollten, daß wir irgendwelches Beziehungsgeröll miteinander auszutragen hätten. Sie haben «mir» mit nichts anderem jemals etwas zuleide getan als mit diesem Extra-Fleisch-Essen vor meiner Nase. Doch ihre Handlungsweise hatte mit mir nur sporadisch etwas zu tun.

Während der Erarbeitung des Buches war ich über fleischessende Menschen so aufgebracht, daß ich allen Frevlern Minimalstiche versetzen, sie zur Anteilnahme an der Qual der Tiere zwingen wollte, deren Endprodukte sie seelenlüstern vor mir in sich hineinschoben. Ich wollte schreien. Ich wollte weglaufen. Ich wollte das ganze Essen mit vor mir stattfindendem Fleischverzehr verweigern, nie mehr an solchen Totenmahlen teilnehmen. Ich wollte die Freundschaften mit Fleischessern aufkündigen, nur noch mit Vegetariern mich verbinden.

Ich wählte einen anderen Weg. Ich spürte, daß niemand sich durch mein Verhalten hätte umstimmen lassen. Im Gegenteil, triumphierend wären hinter meinem Rücken die Türen der Kühlschränke aufgerissen worden... Ich entschloß mich zum Bleiben, Schweigen, Aushalten, Schauen. Viele, die mein Buch kannten, floskelten etwas von «Na ja, ich esse eigentlich kaum noch Fleisch!» Schön, gut, aber warum dann heute in meiner Anwesenheit, warum gerade mir ins Angesicht das Stopfen stattfinden lassen?

Ich beobachtete das Essen der Leute, bemerkte ihr Rechtfertigen, obwohl ich nichts gesagt hatte und auch nichts zu sagen beabsichtigte. Ich nahm eine Lust wahr bei ihrem Tun, eine Trotzlust und eine Gehorsamslust!

Den Menschen an ihrem Essen herumzumachen – nichts anderes bedeutet «kein Fleisch» – ist eine schwere Kränkung. Der Mund – seine Region und seine frühen Entwicklungszeiten – ist von noch unaufgedeckten Leiden und Irritationen belegt. Das am wenigsten gelesene meiner Bücher ist das gemeinsam mit Alexej Mend verfaßte «Paradies der Väter – Versprechen und Verbrechen». Hinter dem geheimnisvollen Titel verbirgt sich hauptsächlich die Beschreibung der Mißhandlungen unserer Mundlust: «Ein Löffel für Mutti, ein Löffel für Vati, einer für Tante Bertha und einer für die Oma...», und alles wurde in uns hineingestopft mit diesem sagenfrühen Betrug durch unsere Erziehungsmenschen. Denn wir wollten, bevor es zu solcher Falschaussage kommen mußte, eigentlich lieber gar keinen Löffel essen. Wir sind überlistet, gefoltert, geprügelt, wir sind Entbehrungen ausgesetzt und zum Essen gezwungen worden. Der gesamte Bereich unseres Essens kreiert sich aus früher Qual. Da ist dann dem Erwachsenen mit Argumenten nicht beizukommen. Entweder wir tun zeitlebens, was Mutti gesagt, oder wir trotzen dem, was Mutti gewollt hat. Fleisch – das ist die Ernährung des narzißtischen Zeitalters, die Speise der Muttergestörten.

«Ich tue mir jetzt was Gutes an, das Beste, das ich will. Und der hinter dem ‹Besten› sich verbergende Tötungsakt ist mir gerade recht. Ich bin bei der Erziehung zur Nahrungsaufnahme auch schwer gefoltert worden. Die Folter ‹Nun iß, mein Herzchen!› hat über zehn Jahre hinweg angehalten. Endlich bin ich den Klauen der Küchengewaltperson entronnen. Jetzt suhle ich mich in der oralen Selbstbestimmungslust.»

Während des Beobachtens der Essensgewohnheiten entdeckte ich diese Lust beim Demonstrieren und Zu-sich-Nehmen. In solch einem Moment zu sagen: «Die armen Tiere!», ist in etwa vergleichbar mit dem Vorhaben, jemanden mitten im befriedigend erlebten Geschlechtsakt stören zu wollen mit dem Hinweis, daß die begehrte und innigst hautkontaktierte Person eigentlich schädlich für einen sei. Das muß gesagt werden, wenn der Schaden und nicht wenn die Wonne gefühlt wird, wenn die Freundin fremdgeht, wenn der Freund klammrig ist...

Durch die Beschäftigung mit Fleischfressen bei Mensch und Tier habe ich mich intensiv mit Raubtierverhalten auseinandergesetzt und außer dem Artverwandtentöten einiges Brauchbares von ihnen gelernt. So lebe ich ruhig wartend neben den «ungehorsamen» Infantoschmollerinnen und -schmollern, kreise über ihrem Leben, schaue und höre immer genau und setze zu Sprung und Sturzflug an, sowie die körperlichen oder sozialen Folgen des Fleischessens offensichtlich werden.

Ich argumentiere nicht während der Lust, sondern beim Leid, wenn der Krebs da ist, wenn der Mann die Frau verlassen hat, wenn der Sohn einem Autounfall erlag. «Füge niemandem zu, was dir selbst nicht angetan werden soll!» Es hängt nun alles von meiner geschickten und liebenswürdigen Rede ab, den Begriff des «anderen» auf das Tier auszuweiten, von der für Fremde gegrabenen Grube, in die selbst hineingefallen wurde, vom australischen Bumerang, der zurückfliegt, und so weiter zu sprechen.

Der Freund mit der Spontanumkehr war nur deswegen so schnell zu überzeugen, da er im Prinzip seinen Geliebten und Begehrten nichts angetan wissen wollte. Er war schon vorher Pazifist, lehnte das Jünglingsschlachten, das sich hinter jedem Krieg verbirgt, kategorisch ab.

Das hier vorgeschlagene Überzeugungsverfahren erscheint so kompliziert, weil es voraussetzt, daß wir für jeden Menschen den besonderen Knackpunkt seines Leidens, seiner Vorlieben, seiner Beschädigung, seiner Lüste herauszufinden hätten. Es ist nicht so schwer, wie es erscheint.

Ich erinnere mich an den Moment meiner Solidarisierung mit dem Kampf gegen die Pelztiermißhandlungen. Sina Walden redete auf mich ein. Ich war reserviert. «Das sind alles Raubtiere», dachte ich, «die kenne ich nicht. Es ist ein kleiner Luxusbereich. Für die Folter- alias ‹Versuchs-› und die Eßtiere sollte mehr kämpferische Energie investiert werden.» Da erzählte mir Sina von den Leiden der Pelztiere in den Käfigen. Die Pelzwirtschaft hatte die Kundinnen einige Zeit mit den Lügen anlocken wollen, die Pelztiere würden heute gezüchtet, seien in der Natur meist ausgestorben – warum wohl?! –, würden «human» getötet... Dann kam Sina auf die Begattungsbräuche der Pelztiere. Sie hätten ein dezidiert füreinander zum Ausdruck gebrachtes Liebesleben, ein präzises erotisches Annähern oder Abstoßen, eine emotionale Eigenwilligkeit, die in den Zuchtställen mit Füßen getreten werde. Der Züchter sperre Männchen und Weibchen in einen Käfig und zwinge sie zur Kopulation.

Als ich das hörte, kamen mir die Tränen. Ich sprang auf und engagierte mich zukünftig für die Aktionen gegen Folter und Mord an den Pelztieren, trat bei einer Veranstaltung mit einem Pamphlet gegen die Pelzträgerinnen auf, entwickelte neue Gedanken, warum Frauen heute überhaupt noch Pelze tragen, was da mit ihrer Geschlechtlichkeit im argen liege, daß sie dieses antiquiert-femininen Zeichens um ihre Schultern bedürften.

All das wäre bei mir sicher nicht geschehen, wenn ich von der erzählten Geschichte nicht getroffen gewesen wäre. Mein eigenes Liebesleben ist kompliziert und verläuft wie nach Gesetzen. Es ist immer ein bestimmter Mensch, mit dem in einer bestimmten Periode meines Lebens etwas entsteht. Wenn jemand mir von außen dazwischenfahren würde, wäre ich aufgeschmissen. Und soweit das in jüngeren Jahren durch Erziehungspersonen passiert ist oder mir aus eigener Ungeschicklichkeit etwas nicht gelang, war ich für Jahre blockiert und mußte warten bis zu einer nächsten sich bietenden Situation. Sina hatte also etwas Spezifisches von mir – einen Lust- und Leidenspunkt – getroffen.

Sitzt eine Gruppe von 100 Leuten vor mir, kann ich davon ausgehen, daß die meisten ein gerüttelt Maß von Qualen hinter sich haben. Sie wissen nur nicht, daß viele dieser Qualen, die meisten oder alle – was wahr ist, werde ich bis zu meinem Lebensende nicht sagen können –, mit ihrem Verhalten gegenüber Tieren in Zusammenhang stehen.

Das Körperargument ist das leichteste, und von dem mache ich kräftig Gebrauch:

Ich bin mit vielen alten Menschen nah verbunden, weil ich mich von ihnen gern nachbeeltern lasse, sie wahlelterlich adoptiere. Ein Leben voller Fleischverbrauch steht hinter ihnen. Es gibt niemanden, der nicht von Gebrechen seiner Beweglichkeit gezeichnet ist – entweder am Kopf (das geringste Merkmal ist die verbreitete Altersvergeßlichkeit) oder im Darm (Krebs rauf und runter) oder an den Knochen, Muskeln, Sehnen, Gelenken.

Von 0–40 Neurosen, von 40–80 «Altrosen» (Rücken, Prostata, Gebärmutter, Zähne, Lunge, Herz, Blase, Galle…). Die neueste Reaktion auf den nach 1945 einsetzenden Ganztagsstandard von Fleischkonsum ist die neue Alzheimer-Krankheit.

Ich kenne keinen alten Vegetarier, der an seinen Organen so ein Gespött seiner körperlichen Ausgangspositionen geworden ist. Warum wird bei Hochleistungssportlern Fleisch niedrig dosiert oder abgesetzt? Warum bekommen Astronauten keine Fleischbrühwürfel, sondern Kräuterpillen, woraus die Firma «Herbalife» ein schlank machendes Grundsatzernährungsprogramm für alle Menschen entwarf?

Eine Frau aus dem Publikum bestätigte mir einmal meine «Potenztheorie». Sie meinte, die Ehefrauen füllten absichtlich ihre nunmehr unbegehrten Männer mit Fleisch, damit die auf eine arthritisch-prostatische Impotenz zusiechten und für die Frauen sich die ehelichen Pflichten erübrigten. Auch genössen die Frauen, daß ihre alten Hähne nun trocken und dicht seien und die Partnerinnen mit keinem neuen heimlichen Fremdgang mehr beleidigen könnten. Ich sehe viele amüsierte alte Gattinnen, die an der Seite ihres senilen Gemahls seltsam frohgemut dreinschauen, ihre Gesichter in einem dauerhaften Rachelächeln eingerichtet haben. Frauen aßen seit alters weniger Fleisch als Männer, siechen deshalb seltener oder später.

Das Schöne: Mit dem Siechen, Kalken, Lagern kann in jedem Alter aufgehört werden. Nur muß der Satz irgendwann fallen: «Fleisch weg, heute noch!»

3.
Was will das Schwein?

Für einen effektiven Kampf um die Befreiung der Eßtiere ist der verallgemeinernde Begriff «Tier» hinderlich.

Mir geht es um die Befreiung aller nah artverwandten gefangenen und später ermordeten oder zur Befriedigung der Jagdlust getöteten Tiere. Ich bin sogar gegen die emotionale Ausbeutung der sogenannten Haustiere. Mein Fernziel: dem Tier seine Welt zurückzugeben und mit dieser Welt bestmöglich zusammenzuleben, die Tiere nicht mehr dem Menschen untertan zu machen. Doch dieses Buch widmet sich speziell dem Kampf um die Befreiung der gefangenen Eßtiere. Deswegen beschäftige ich mich hier nicht auch noch mit der Problematik aller anderen entrechteten.

Argumentation und Aktion sind desto erfolgreicher, je enger die Kampfziele abgesteckt werden können. Ich möchte immer wieder die guten Ergebnisse aus den Bemühungen zum Schutz der Pelztiere auf die Strategie zur Rettung der Eßtiere übertragen. Mehrere günstige Voraussetzungen kamen zusammen: Die Pelztiere waren wie *eine* Gattung vorstellbar, und sie waren leicht zu vermenschlichen. Die «süßen Kuschelwesen» erinnerten die Menschen an Hund und Katze. Sie waren klein und hübsch. Und die Benutzung eines Pelzes konnte aus der Perspektive der Bedürfnisse des modernen Menschen ad absurdum geführt werden. Niemand braucht heute wirklich noch einen Pelz.

Mein eigener Beitrag zu diesem Kampf war eine pelzträgerinnenfeindliche Rede, vorgetragen auf einer Münchner Pelzdemo, und von da ab im Land als Flugschrift verbreitet. Summe: Pelzträgerin = frigide, ungeliebte, alleinstehende oder verlassene ältere bis alte Frau; sie will mit einem quasi-sexuellen Symbol über ihre wahre geschlechtliche Dürre hinwegtäuschen und verrät sie mit der Leihhaut überdeutlich. «Trägt keine Frau mehr einen Pelz», so mein Gedanke, «bricht die Pelzindustrie zusammen.» Das perverse Kleidungsstück ist auf Männer nicht übertragbar, weil es als ein feminines Sexualsymbol wirkt – Pelzchen, Muschi... –, kaschiert als Statuszeichen.

Der Gedanke «trägt keine Frau mehr einen Pelz...» auf Eßtiere übertragen, heißt: Äße kein Mensch mehr Fleisch, bräche die «Intensiv»stallwirtschaft und Schlachthofindustrie zusammen.

Dem Mund ist jedoch viel schwieriger beizukommen als dem Geschlecht. Und Fleisch abzusetzen betrifft die Münder von Frauen und Männern. Frauen lernen in unseren Frauenbefreiungszeiten ungleich schneller als Männer. Der Mann bleibt mannverständlich bei Schnitzel und Steak, da kann ich ihm noch so sehr den Potenzverfall in seiner Zukunft ausmalen. Aber es wäre schon ein immenser Schritt, wenn die Hälfte der Menschheit – die Frauen – kein Fleisch mehr äße und jede Fleischzubereitung für Männer und Söhne (!) verweigerte.

Zwei tierrechtsstrategische Gedanken möchte ich zum Erreichen wenigstens dieses Zieles für konkrete Argumentationen und Aktionen anbieten:

1. Das Problem der Identifikation mit dem Eßtier sieht heute noch unlösbar aus. Die Kuh ist übergroß. Jeglichen unverarbeiteten Mutterhaß laden wir ab auf ihr. Ihre Fülle, Wehrlosigkeit und Mächtigkeit, Spenderin der Doppelnahrung Milch und Fleisch – unmöglich, einen schnellen An-

näherungseffekt zu erreichen wie für das «Pelzschnuckelchen».

Beim Schwein ist alles noch aussichtsloser. Triumphale Vollbefleckung eines Namens! «Schwein» – ein Begriff für alles Unschickliche. Dieses Tier hat von Anfang seines Lebens an mit der Verfestigung seines Namens in unserer Moral komplett verloren. Sein Aussehen und seine Schlammbohrgewohnheit erheben uns um weitere Stockwerke bis zur richtenden, metzelnden Gottähnlichkeit.

Mit dem Schaf steht es nicht besser. Es ist uns fremd, entindividuiert in der Herden«dummheit», seit Abraham zu Ge- und Verbrauch abgestempelt.

Das Huhn scheint sich selbst mit seinem Gackern in unseren Kochtopf zu befördern. Sein tägliches Eikacken macht es wie schuldig, als Spezies um und um geröstet zu werden; die obszön-gequollenen, rundlichen Leiber hinter allen Chickenfenstern präsentieren es in nackter Würdelosigkeit, die uns ein Nachschlagtötungsrecht mit ins Haus liefert.

Vom Mann und seiner Ideologie des Untertanmachens alles Lebendigen mit allen Mitteln, von seiner Identifikation mit Adler, Löwe und Tiger führt kein Weg zur Rettung der uns ausgelieferten Eßtiere. Entlarvendes Englisch: «butchery» ist das Gemetzel, «butch» das Männliche – in Kleidung, Haarstil, Art –, das, als Absolutheit gesetzt, zu nichts anderem führt als zu Gemetzeln.

Zur Rettung dieser Tiere brauchen Tierrechtler Feministinnen und Feministen, denn Patriarchat ist Schlachthof. Der Kampf um die Befreiung der Eßtiere kann nur laufen über eine großangelegte Überzeugungsarbeit auf der Basis der Gleichung: ausgebeutetes Tier – ausgebeutete Weiblichkeit.

2. Für die Überzeugungsarbeit ist es unerläßlich, den Bereich der Insekten – praktisch nur eine historische Sekunde – außer acht zu lassen.

Einer der hartnäckigsten, unverrückbar festsitzenden Riegel vor jeder Einsicht ist die Bremse gegen alle tierrechtlichen Argumente mit der Provokation: «Der Floh hat auch eine Seele!»

Es geschieht so gut wie immer, wenn ich irgendwo privat mit dem Reden zum Tierschutz ansetze, daß mir das mich leicht irritierende Insektenrecht vorgehalten wird.

Aus meiner Beschäftigung mit vielen Menschenrechtsideen, vornehmlich mit dem «Kommunismus», habe ich die Erfahrung entnommen: Absolutieren von Befreiung führt in ihr Gegenteil. Alles schützen zu wollen, schützt nichts. Demonstrationen zur Rettung der Erde bringen keine Massen auf die Straße.

Durch mein zeitweiliges Leben in Australien bin ich häufiger mit Insekten konfrontiert, als das in normalen Stadtwohnungen in Mitteleuropa noch der Fall ist: Ameisen, Fliegen, Flöhe, Motten, Mücken, Spinnen, Wespen und manch andere, mir unbekannte Insekten versuchen dort, sich ähnlich zu benehmen wie die Raubtiere zu Zeiten der menschlichen Gesellschaftsstufe und Ernährungsform der Jagd. Sie treten als Gegner auf und bemächtigen sich meiner Haut, meiner Kleidung und meiner Nahrung.

Bevor ich das Folgende sage, sage ich dieses: Ich benutze die Wörter «Ungeziefer» und «Schädling» nicht mehr, ebenso nicht die Verben «vernichten» und «ausrotten», soweit sie in affirmativem Sinn für das Töten von Arten gebraucht werden sollen. Ich finde falsch, Auschwitz und andere Mordstätten «Vernichtungslager» zu nennen, wie es sich im deutschen Nachkriegssprachgebrauch eingebürgert hat. Das Wort «Vernichtungslager» ist der Nazi-Ideologie aufgesessen, die die Männer anhielt, in Auschwitz, Bergen-

Belsen, Majdanek, Treblinka... Menschen «wie Ungeziefer zu vernichten». Es wurde gemordet. Es wurden Menschen planmäßig in den Zustand der Wehrlosigkeit gebracht und dann getötet – das sind die juristischen Erfordernisse für Mord, das höchste Unrecht, das Menschen tun können.

Beim Umgang mit Insekten geht es um etwas anderes. Da ich weder Gärtner, Bauer noch Förster bin, beschränke ich mich auf die Argumentation meines Körper- und Wohnungsschutzes. Insekten benehmen sich zur Zeit für mich (in Australien) als Eindringlinge, Störenfriede, ja als Feinde meines äußeren Körpers und seiner Interessen und zum Überleben notwendigen Angelegenheiten, wie Kleidung, Reinlichkeit und Nahrung. Ich kann mit diesen Insekten nicht prinzipiell kooperieren, wie ich das ebenfalls nicht mit in meinen Körper eingedrungenen Viren tun kann. Ich muß diese Tiere aus meiner engeren Umgebung hinausbefördern. Kleine Spinnen fange ich mit der Hand, ohne sie zu zerdrücken, Motten, Fliegen, Wespen oder größere Spinnen mit einem Glas und setze sie aus der Wohnung. Ich vermeide den unnötigen Tod. Mit Ameisen habe ich alle Formen der lebenlassenden Wehr versucht: zusammenfegen und hinausschütteln, ölbestreichen der Stellen, an denen sie hervorquollen, vom Schreib- und Küchentisch wegpusten... Es nützte nichts. Ich mußte zu einem ozonungefährlichen «Alternativspray» greifen, das sie tötet und das den anderen ein Zurückkommen in meine Wohnung verunmöglicht. Sie hatten mich bis in mein Bett verfolgt, zwackten mich an! Ich anerkenne ihre Funktion. Sollte ich eines Morgens überraschend als Leiche liegenbleiben, beginnen sie mit meinem Abtrag. Ich bleibe (noch) nicht liegen, also will ich ihr Mich-Auskundschaften und -Anzwacken mir nicht gefallen lassen. Sowie ein anderes Insekt einmal tot am Boden lag, kamen die Ameisen zu Hunderten und fielen über den Kadaver her. Wundergleich von der Natur eingerichtet, diese Promptheit, nur in meinem Badezimmer sieht das Geschehen nicht gut aus, fühlt sich auch nicht gut an, behindert mich an meinem weiteren normalen Leben auf den Tag zu.

Die Mücke erschlage ich, wenn sie mich unversehens sticht. Alles zu «schützen» macht uns unheimlich, ist letztlich nicht lebensbeabsichtigt, sondern ein Kurzschluß, eine Kehrtwenden-Ideologie, ein hilf- und wirkungsloses Kontern des allseitigen Tötungsstandards.

Möglich, daß in hundert oder tausend Jahren unser Verhältnis zu einigen Insekten anders wird, daß wir mit ihnen auch kooperieren können. Solange sie angreifen, Körper, Umfeldgegenstände und Nahrungsmittel in Beschlag nehmen, kann ich nicht anders, als sie zurückzudrängen bis zum letzten Mittel der Tötung. Das gehört zum Innen- und Außenschutz des Körpers wie das Herausbefördern in ihn eingedrungener Viren.

Bei unserem Verhältnis zu den Eßtieren ist alles ganz anders. Kuh, Schwein, Schaf und Huhn sind nicht in «unseren Bereich» eingedrungen. Wir haben uns ihrer bemächtigt. Wir haben sie gezüchtet und experimentieren weiter mit ihren Leibern genetisch herum. Wir zwingen sie zu denaturierter Lebensweise. Wir muten ihnen eine Existenz zu, die nur aus Leiden besteht. Es sind körperliche *und* seelische Leiden. Bei den Eßtieren handelt es sich um der Bindung und der Zärtlichkeit, um des Wiedererkennens von Genossen... fähige Wesen. Die Kuh hat eine Seele. Das ist die Antwort für heute. Es geht um Nächstverwandtenschutz – immer und immer und immer wiederholt –, wenn ich von der Befreiung der Eßtiere rede. Es geht um allmähliches Wiederzurückführen der vier «Grundnahrungstiere» in ihre eigenen Bedingungen, was ein Prozeß über Generationen sein wird. Wir müssen damit anfangen.

Ich stelle einen Zusammenhang her zwischen der uns heimlich überstrapazierenden Familienideologie und unserer Gefühllosigkeit und Identifikationsunfähigkeit im Angesicht der begriffslosen Dauertortur unserer Nächstverwandten. Wir bleiben eltern- und familiengebunden unser Leben lang und töten in Verschiebung unserer Ablösungsbedürfnisse die uns ausgelieferten, familienähnlichen Tiere: Kuh = Mutter, Schwein = Vater, Schaf und Huhn = Geschwister. «Gib's ihnen!» Das ist unsere Losung stundein, stundaus.

Die Renaturalisation unserer Eßtiere ist die Voraussetzung für das Überleben der Menschheit. Entweder wir hören mit dem Verwandtenmord auf, oder wir gehen unter. Demokratie und Gleichberechtigung dürfen nicht beim – erwachsenen – Menschen aufhören. Demokratie und Gleichberechtigung haben zwischen Erwachsenen und Kindern genauso stattzufinden wie zwischen Menschen und Lebewesen verwandter Arten. Das Erstreiten dieser Rechtsstellung hat etwas mit Zukunft zu tun. In der Vergangenheit haben wir Völker getötet, Arten ausgerottet, behinderte Kinder ausgesetzt... Wir kämpfen heute gegen Völkermord und Euthanasie, weil dieses Tun uns keinen Zentimeter mehr für einen Schritt auf dem Weg in die Zukunft ließe. Und ganz, ganz nah zu Völkermord und Euthanasie liegen Folter von Artverwandten und ihre Tötung.

Um zur Gleichberechtigung eines Lebens der Artverwandten mit uns zu kommen, müssen wir jedweden Gedanken an eine Überordnung der Menschen über die Eßtiere aufgeben. Das Tier *wolle* dienen, höre ich, es gebe sich hin, fände seinen letzten Sinn in der Selbstaufgabe seines Lebens am Ende seiner Existenz?! Setze ich statt des Wortes «Tier» das Wort «Frau», so weiß ich, wozu diese Vorstellung gut sein soll, zu nichts anderem als zur Herrschaftsstabilisation.

Das Schwein also freut sich noch, wenn es geschlachtet wird, weil es in einem Körper des höhergestellten Menschen aufgehen darf? Ich bin zu lange von den Essensgewohnheiten der Leute weg, die diese «Geschmacklosigkeit» zur Rechtfertigung ihrer Bräuche brauchen. Das Schwein will leben bleiben wie jede/jeder andere auch.

Die beiden wesentlichen Mythologien, die in die Normen unserer Gesellschaft Eingang gefunden haben, die jüdische und die griechische, äußern sich zum Fleischverzehr definitiv.

Das paradiesische Leben Adams und Evas ist vegetarisch. Die «Speise» der Menschen sollen «Kraut» und «fruchtbare Bäume» sein (1. Mose I, 29). Nach der Sintflut kam «Furcht und Schrecken über alle Tiere», die ab nun zur «Speise» gemacht wurden.

Interessant ist das koschere Essen der aus diesen und anderen frühen Geboten sich ableitenden orthodoxen Juden. Das Tier soll nach betäubendem Schlag und Einstich in den Hals noch 30 Sekunden das Bewußtsein behalten, angeblich, um das Blut besser und vollkommener aus dem Körper hinauszupulsen. Denn nichts soll beim verzehrten Stück Fleisch ans Blut gemahnen, aus dem es kommt. Und Milch- (produkte) und Fleisch dürfen nicht in denselben Geschirrteilen aufbewahrt und serviert und diese dürfen nicht im selben Wasser gereinigt werden. Milch und vergossenes Blut – der Saft des Lebens und der des Todes – dürfen einander nicht berühren.

Jesus hat sich nicht gegen «Händler» im Tempel aufgeregt, sondern gegen Schlächter und Tierhändler, die dort ihre schrecklichen Taten vollbrachten.

Wer Tod ißt, der wird des Todes sein. Dieser Satz steht nun der Menschheit auf allen Körperteilen geschrieben, die Stirn wäre zu klein und ungeeignet, um seine Verbindlichkeit dem Menschen einzuprägen. Von dort – von der umsonst hochgehaltenen Chimäre «Vernunft» – kommen nie Reue und Umkehr. Gelitten muß werden, dann handelt der Mensch. Die Gefühle sind ihr/sein Veränderungswerkzeug, sonst nichts.

Die Griechen haben die Fakten der Menschheitspervertierung in ihrer Prometheussage bloßgelegt. Prometheus wird von den Göttern für den Raub des Feuers bestraft. Mit dem Feuer wurden die Menschen zu Raubtieren. Rohes Fleisch mundet ihren Geschmacksnerven nicht. Die für uns attraktive Geilheit des «schmeckenden» Fleisches entwickelt sich erst in erhitztem Zustand.

Prometheus ist sinnfällig bestraft worden. Zu Recht. Goethe liegt mit seinem Sturm-und-Drang-Gedicht falsch. Das Nutzbarmachen des Feuers hat uns nicht das Licht der Erkenntnis gebracht, sondern zu Mördern gemacht. Als verewigte Personifikation dieses Feuermenschen muß Prometheus angeschmiedet an einen Felsen miterleben, wie ein Adler (!) geflogen kommt und ihm die Leber aus dem Körper herausreißt, sowie sie dem Unsterblichen nachwächst. Die Leber nimmt Entgiftungsfunktionen wahr, zieht sich mit fremden, in unseren Körper hereingelangten Schadstoffen voll, die sie an die Ausscheidungsorgane weiterleitet. Die Metapher «Prometheus» sagt: Seit der Mensch sich zum Raubtier gewandelt hat, ist er giftig geworden, hat er seine ursprüngliche, natureingebettete Fähigkeit zur Entgiftung – symbolisch inkorporiert in der Leber – verloren. Die Vision vor 3000 Jahren war klar. Feuer und Fleisch vergiften die Innen- und Außenwelt der Menschen.

4.
Mündigkeit und
Selbstbestimmung

Ein Dilemma beim Vorankommen der «Eßtierbewegung»: Tierbefreier und Ernährungsfachleute wissen nichts oder zuwenig von Psychologie. Der Mensch, der noch Fleisch ißt und vielleicht mit dem Aufgeben liebäugelt, wird aus einer fatalen psychologischen Fehlkombination von Tier- und Nährrechtlern mehr daran gehindert als dazu motiviert, Fleisch aufzugeben. Er wird in die Zange von «Du sollst nicht!» der Tierkämpfer und «Du mußt!» der Essensbesserwisser geklemmt. Beides trifft auf die hinter der Erwachsenheit des Menschen verborgene, mühsam kaschierte Unmündigkeit, verletzt ihn aufs neue und läßt ihn nicht wie gewünscht handeln. Wer ißt, ist mit seiner frühen Kindheit verbunden. Und was sich da abgespielt hat, davon haben trotz einer Flut von Veröffentlichungen sowohl weder Tier-, als auch Nährrechtler wenig Ahnung.

Wenn die Mitglieder der erneuernden Bewegungen Tierrecht und alternatives Essen nicht nur bei sich selbst bleiben, sondern auch andere überzeugen wollen, geht das nicht ohne ein Studium wenigstens einiger grundlegender Werke zur Antipädagogik, alternativen Psychoanalyse im Umfeld von Alice Miller, zu Feminismus und Patriarchatskritik.

Ich war jedesmal erstaunt, wenn ich in tierverteidigenden Kreisen auftrat, ja als werbewirksamer Prommi für eine Veranstaltung eingesetzt wurde, aber kaum jemand eine Zeile von mir außer den «Zehn Gründen» kannte, die mei-

131

sten nicht wußten, was ich sonst noch machte. So wurde nicht einmal die Chance des Brückenschlags in meiner Person genutzt und zu Büchern wie «Dressur zum Bösen» oder «Das Paradies der Väter» gegriffen. Diese Attitüde des Nur-Szene-Interesses entlarvt dann spätestens Sektierertum – und das hilft den Tieren nicht.

Eva und Lutz Kroth hatten mit diesem Buch absichtlich jemanden beauftragt, der weder professioneller Tierbefreier noch Ernährungssachverständiger war, um einen Weg aus den Spezialgettos heraus beschreiben zu können.

Sind Tierrechtler psychologisch oft ungebildet, benehmen sich Nahrungswissende psychologisch an der Grenze der Gefährlichkeit. Es gibt drei voneinander getrennte Fraktionen der neuen Ernährungsweise, die sich bis auf die Gabel bekämpfen: Vollwertler, Makrobioten und Rohköstler. Ich selber strauchelte von einem zum anderen, probierte mal hier, mal da, kann jeder Gruppierung Überzeugendes abgewinnen, aber finde es fleischtraditionell gedacht und geschrieben, wie die Überzeugten gegeneinander und mit den Veränderungswilligen umgehen. Immer heißt es: Alles andere, außerhalb dieses Buches Probierte sei ganz falsch. Der Stil der Schriften ist Warnung, Beschwörung, Drohung: «Wenn du nicht machst, was hier steht, bist du morgen tot!» Wenn das in punkto Fleisch stimmen würde, wäre aller Eßtierschutz sehr viel weiter.

Der qualvolle Tod am Lebensende der meisten Fleischverzehrer kommt viel zu spät als Folge ihres Tuns, ja auch die schwere Krankheit schleicht sich so langsam aus den Giftdeponien unserer Körper hervor, daß Menschen keinen Zusammenhang zwischen ihr und dem lebenslänglich goutierten Happen Fleisch mehr sehen können.

Kann es sich denn bei den Essensalternativen nicht herumsprechen, daß es verschiedene Körper gibt, die auf diese unterschiedlichen Arten der gesunden Ernährung verschieden reagieren? Und gleich noch einmal Psyche nachgeschoben: Es gibt verschiedene seelische Befindlichkeiten, mit denen die Menschen auf die verschiedenen neuen Angebote «richtiger» Ernährung unterschiedlich reagieren.

Ich habe von Heilungen des Krebses sowohl nach makrobiotischer Ernährung als auch nach Vollwertessen wie nach Rohkost gehört. Die Mutter einer Freundin wurde kurz vor der Krebsoperation von ihren Töchtern in Brukers alternative Ernährungsklinik gebracht und baute dort den Krebs ab. Ich kenne persönlich Menschen, die Belege für die eine oder andere Beweisführung sind. Es kommt darüber hinaus noch auf die Krebsart an. Der Besitzer «meines» australischen biodynamischen Gemüse- und Früchteladens war Wirtschaftswissenschaftler, bekam Nierenkrebs, verlor eine Niere durch Operation, löste sich danach von der Männermedizin und aß zwei Jahre lang nur roh. Es bildeten sich keine Metastasen. Er ist seit zehn Jahren gesund, obwohl er in den vergangenen acht nicht mehr nur roh, aber fleischlos aß. Eine Freundin hatte Magenkrebs und erlebte die nämliche Heilung durch makrobiotisches Essen, eine andere bannte so ihren Gebärmutterkrebs.

Bei Magenkrebs soll Rohkost viel zu stark sein. Und in den Gedärmen manch gesunden Menschens verursacht Rohes unangenehme Revolten. Was sollten pure Rohköstler in den Wintergegenden machen? So viele biodynamisch-organische Gewächshäuser gibt es noch nicht, daß alle Rohinteressenten rund über das ganze Jahr nördlich der Alpen beliefert werden könnten. Ich aß einmal üblich angebaute und gespritzte Zucchini roh und geriet für ein paar Stunden aus dem Gleichgewicht meines körperlichen Wohlbefindens.

Essen ist auch Kommunikation. Das Kochen verbindet. Essen ist auch Verantwortung für Kinder. Ich kann leicht herumexperimentieren, wie ich will, soweit es sich nur um

133

die Verantwortung für meinen eigenen Körper handelt. Menschen sind sehr viel mehr unter Druck, das Richtige zu tun, wenn sie Kinder ernähren müssen. Die Eiweißideologie schwebt über jedem Mittagstisch. Wenn Fleisch nicht, dann Milchprodukte? Wenn die nicht, was dann? Ein bestimmtes Vitamin soll nur das Fleisch enthalten ... ?

Daß die Medizin eine immer wieder mit Irrtümern liierte Wissenschaft ist, wissen wir erst in diesem Jahrhundert. Als Anfang des 20. Jahrhunderts ihr Wahn von der Verbindung zwischen Selbstbefriedigung und Geisteskrankheit abklang, schwenkte sie um zum Wahn, Krebs käme durch irgend etwas von außen, über das sie noch nichts wüßte, Krebs müsse wie ein Virus mit kriegführenden Mitteln bekämpft werden. Vielleicht braucht die Wissenschaft der Medizin Irrtümer als Treibstoff ihrer Beweglichkeit – sarkastisch gesagt im Angesicht von Millionen Menschen, die bei diesen Irrtümern gequält, ja getötet werden.

Am Ende des 20. Jahrhunderts, in der Vollblüte des Eiweißmythos – der zu den Irrtümern der Medizin und der ihr verwandten Ernährungswissenschaft gehört –, kann ich niemandem einfach sagen: «Laß man, Liebchen, brauchst du gar nicht!» Kein Buch kann das. Wir können den Ungläubigen nur voressen, wenn wir selbst von etwas überzeugt sind.

Um aus all dem Gestrüpp herauszukommen, kann es nur einen Weg geben: Vorbild sein, etwas Unaufdringliches unter Respektierung noch anderer alternativer Möglichkeiten anbieten, Selbstrelativierung und Experimentierfreude wahren.

Nur eine Striktheit ist das Fundament, auf dem alle Ernährweisen sich dann tummeln können: aus Mordzeit werde Mahlzeit! Bevor die Demokratie der Essensstile eingerichtet wird, kann sich heute jeder erwachsene Mensch fragen: «Was ist mein Selbstverständnis? Will ich an Mord beteiligt sein oder nicht? Wenn ja, muß ich die inneren und äußeren Konsequenzen für mein Tun tragen.»

Ich habe die Erfahrung gemacht: Wenn Menschen so weit gebracht werden können, daß sie sich diese Frage stellen, beantworten sie sie mit «Nein», denn jedes Fleischessen ist ein Zeichen von Unmündigkeit und Fremdbestimmung auf eine uns Menschen nicht bewußte Weise.

Deshalb entschied ich mich, dem Fleischessen anderer prinzipiell beizuwohnen und zu versuchen, daß es mir gelingt, eine kleine «Anschluß»-Geschichte zu erzählen und das im Braten vergessene Tier wenigstens einmal zu erwähnen, denn sein Leben und seine Leiden sind ja abgespalten vom Bissen. Ich erwarte keinen Erfolg bei diesem Tun, ich mache nur Flickarbeit mit der Geduld eines Teppichstikkers; je unaufdringlicher, um so besser wirksam bin ich. Da unser heutiges Fleischessen eine Mischung ist aus unbewußten Reaktionen des einzelnen und stammesgeschichtlich Hunderttausenden von Jahren Tradition der gesamten Menschheit, kann ich mich nur an die unbewußten Schichten halten. Die von Menschen zurückgelegte Geschichte – alle Funde aus früher Zeit belegen Menschenknochen neben abgenagten Tierknochen – ist unbrauchbar für die Überzeugungsarbeit, ja verbarrikadiert jeden Schritt in die Zukunft.

Wenn die Wachtel in ihrer letzten Jämmerlichkeit fußabgeschnitten Beinchen-in-die-Höhe auf den Tellern beim Weihnachtsessen der Familie meiner Landlady liegt, erzähle ich irgendwann von der Amselmutter, die ihr Junges tagelang zum Selbstpicken des vor ihm liegenden Wurms erzieht. Kein Wort fällt, daß die Wachtel wie die Amsel sei. Aber meine Geschichte ist in allen am Tisch Sitzenden deponiert, und irgendwann wird das Geheimfach des Gedächtnisses mit der Information aufspringen und aus Amsel Wachtel machen und diesen Menschen dann vielleicht etwas näher zur Entscheidung bringen: Will ich töten oder

nicht? Das heutige, allgemein gewordene, unblutige Fleischessen basiert ja darauf, daß die Entscheidung dem einzelnen
nicht mehr abverlangt wird. Und der Papst hat auch noch
nie etwas von der Mutterschaft von Wachteln gehört, wie
sich leicht nach einem Blick auf seine Speisekarte vergewis-
sert werden kann.

Vom Fleischessen kommt ein Mensch nur weg, wenn er
sich diese Frage «Morden oder nicht?» stellen kann und frei
entscheiden darf, was er statt dessen ißt.

Förderlich für diesen fulminanten Schritt wäre es, wenn
Tier- und Ernährungsrechtler nicht sofort mit dem nächsten Schritt drohten: Milchprodukte essen – weitertöten!
Gut wäre auch, wenn die überzeugenden diversen Botschaften besser koordiniert werden könnten und es nicht einfach
hieße: «Nun nur noch Körner!», «Nun keine Körner
mehr!», «Nun nur Gekochtes!», «Nun nichts Gekochtes
mehr!». Von all diesen Botschaften geht nicht nur etwas
Verwirrendes, sondern auch etwas Unbequemes, ja Angst-
einflößendes aus, während Fleischessen eine Liaison mit
Bequemlichkeit und Vertrauen eingegangen ist. Die Fleischindustrie steckt pro Monat weltweit mehr als 100 Millionen
Dollar in die Werbung!

Das folgend Gesagte gilt der Besänftigungsarbeit, soll
nicht die im Buch einmal gewonnene Entschiedenheit zurücknehmen, lediglich Angst zerstreuen, helfen beim Versuch, auf andere Essenspfade sich führen zu lassen.

Milch und Käse nicht oder weniger zu mir zu nehmen trieb
mich außer Grund 9 auch noch ein äußerer und ein innerer
Grund. Ich machte mir klar, daß Käse mit Kalbslab hergestellt wird, in den herausgeschnittenen Mägen der Kälber
oder anderer Tiere von Milch in seine Konsistenz hinüber-
geht. Und ich bemerkte bei mir einen Zusammenhang zwischen Mundgeruch und Einnahme von Milch(produkten).

Also will mein Magen da irgend etwas von diesen einge-
nommenen Stoffen nicht haben.

Aus zwei Günden empfinde ich es trotzdem ungünstig,
im historischen Moment die Fleischfrage an die Milchfrage
zu koppeln. Milch aufzugeben ist ein späterer Schritt.
Fleisch aufzugeben ist der erste Schritt. Wenn ich einem
«Fleischisten» gleich mit dem nächsten Schritt komme,
wird er den ersten nicht tun. Jemand, der mit der Fleisch-
Milch-Ideologie aufgewachsen ist, kann sich nicht vorstellen, beides zugleich aufzugeben. Auch wenn ich argumentiere, daß alle Milchkühe, -ziegen und -schafe dereinst doch
geschlachtet würden, ist Fleisch- *und* Milchverzicht für eine
Kurskorrektur zuviel verlangt. Fleisch und Milchprodukte
gemeinsam abzusetzen hört sich für den «Uneingeweih-
ten» so an, als ob ich ihm die Nahrung entziehen wolle.

Fleischaufgabe ist die Frage der Gegenwart, Milchmeiden
ein Fernziel.

Ich liebe auch nicht die Ist-Weltfremdheit von Tier- und
Nährrechtlern. Sie schreckt andere ab. Wenn ich mich unterwegs befinde, gibt es nur die beiden reaktionären Ernäh-
rungsströme Fleisch und milchverbundene Produkte. In
«allem» ist Milch enthalten, im Brot, in Keksen und im Kuchen, in Speisen, Pasten, Nudeln, zu Salaten wird sie ge-
reicht, zu Tee und Kaffee nehmen wir sie... Es ist illuso-
risch, von Menschen zu verlangen, sie sollten mit Beuteln
ausgesuchter fleisch- und milchloser Alternativnahrung
sich durch die Gegend mümmeln.

Ein drittes schwergewichtiges Argument zur Gegenwart
mit Käse ist der alternative Landbau. Ein Teil dieser alterna-
tiven Wirtschaften besteht aus den Verarbeitungen des
Produktes Milch. Wir können Kühe nicht sofort in die
«Wildnis» entlassen. Sie sind über eine lange Zeit zur
Dauermilchabgabe gezüchtet worden.

Also, Eiweißsuche, sekundäre Ernährungsstrategie und

alternative Landwirtschaft machen die Milchprodukte zur Übergangsnahrung, führen in eine Zeit hinein, in der wir ohne die letzten Zeugnisse der Benutzung von Tieren leben werden. Auf Absolutheit verzichtend, muß dieser Übergangsnahrung ins Auge geschaut werden zugunsten eines Stopps des Fleischverzehrs. Käse kann in vegetarischen Labs produziert werden. Ich habe überzeugende Sorten durchprobiert. Die milchgebenden Kühe, Schafe, Ziegen müssen nicht mehr irgendwann, wenn sie «verbraucht» sind, geschlachtet werden. Sie können nach ihrer Arbeit in «Pension» leben. Milch und Käseproduktion bedarf nicht des Tötens der Tiere. Fleisch ... – Das ist der Unterschied, für den heute gekämpft werden muß. Morgen ist morgen mit anderen Prioritäten.

Ich kann allen drei Ernährungsfraktionen Gutes abgewinnen. Ich habe zehn Jahre ohne Mangelerscheinungen in «Vollwert» gelebt. Ich habe einige Male makrobiotisch gegessen, es selbst herzustellen versucht – in Skizze, versteht sich –, das Essen war mit uneingeschränktem Wohlgefühl begleitet.

Ich lebte die letzten Jahre «nach Schnauze»: morgens Brot und rohe Körner mit tausenderlei Arten von Aufstrichen, mittags Obst, abends warme Gerichte mit Misosuppe. Es wechselten ab pro Tag: Mais, Hirse, Reis, Bohnen, Kartoffeln, überhaupt alle Getreidesorten, dazu Gemüse und Salate.

Ich hatte keine Angst, daß mir etwas fehlte, wenn ich nicht einmal im Monat doch etwas Fleisch oder Fisch zu mir nahm, wie es sogar ein Tierrechtler für nötig empfand, weil über uns allen immer noch der Mythos von der Unersetzbarkeit der zu uns genommenen Tierteile schwebt. Ein anderer Tierrechtler sitzt ihm auf in Form eines Protestes. Er will einmal im Monat etwas Schlechtes tun, ißt Huhn, um sich nicht über andere Menschen zu erheben! Gut. Ich finde diese Restbindungen rührend. Fleischessende sind keine Feinde, sondern Fehlgeleitete, Kinder von Mord- und Totschlagsgesinnungen. Die gehen aus uns zur Zeit Lebenden doch nie mehr ganz heraus. Irgendwo sollten die Angst oder zumindest die Ungewißheit eines Menschen in einer kleinen Symbolhandlung versteckt bleiben dürfen, wenn die große Entscheidung endlich gefallen ist: An sich kein Fleisch! Nicht mehr täglich, nicht mehr wöchentlich! Ein heimliches Mal im Monat? Die Sensation dieses Ergebnisses wäre überwältigend.

5.
Mein heutiger Essensplan

Immer wieder bin ich kritisiert worden, weil ich nicht weitere Ernährungsschriften und Rezeptbücher zitiere, keine eigenen Nahrungsvorschläge gemacht habe.

Aus allem Vorhergesagten ergibt sich, daß diese Listen zum Ansatz meines Buches nicht gepaßt hätten. Essen ist eine wesentliche Ausdrucksform der Selbstbestimmung. Ich hätte allzu deutliche Hinweise als Dreinreden, ja Entmündigung sehen müssen. Und dann stimmen meine Empfehlungen für heute, nicht mehr für gestern. Das Buch ist auf dem Markt, und ich esse morgen vielleicht doch wieder anders! Die Vorschläge treffen auf mich zu – lassen sie sich auf andere Menschen wirklich schadlos übertragen?

Bei Emanzipationspostulaten wie meiner Männerbefreiungsschrift «Manifest für den freien Mann» weiß jeder, daß es sich um Richtungen, Annäherungen, Ähnlichkeiten handelt. Beim Essen müßte es aber genauso gemacht werden, wie der Autor es empfiehlt. Um mich so äußern zu können, habe ich keine praktischen Erfahrungen mit anderen Menschen wie auf dem Gebiet der Beziehung, des Umgangs mit Partnern und Eltern.

Auch will ich den Gang zum eigenen optimalen, wohltuenden Essen niemandem abnehmen. Die empfohlenen Bücher am Schluß sind nicht mehr als eine Andeutung. Auf den Weg der für sie guten Nahrung müssen sich alle Menschen selber machen. Für sich selbst richtig zu essen hängt mit der Achtung vor der eigenen Person zusammen. Dazu möchte ich mit dem abschließend Geäußerten alle ermutigen.

Ich bin Körper – nicht: Ich habe einen Körper –, verstehe Essen als Guttun meiner selbst. Beim Finden des für mich Guten helfen mir andere, die vorgearbeitet, sich gebildet, gelernt und ausprobiert haben. Ein Gang in eine Buchhandlung wird fürs erste genügen. Jedes Geschäft hat heute eine Abteilung «Ernährung».

Viel mehr als Ironie soll es nicht sein, wenn ich mich mit meinem «heutigen Essensplan» von diesem Buch verabschiede. Ich habe nun zehn Jahre ohne Fleisch «verkraftet», von Ende 30 bis Ende 40 mich mit Pflanzlichem gekräftigt. Ich würde gern mit Ende 50, Ende 60, ja Ende 70 das gleiche sagen, weil ich weiß, daß das noch überzeugender wirkte. Ich muß also, um diesem Thema zu dienen, versuchen, leben zu bleiben, lange zu leben, gesund zu bleiben und glücklich zu sein. Das letzte ist für mich das schwerste. Es gibt jedoch kein besseres Mittel, andere Menschen vom Fleisch abzubringen, als diese drei Merkmale: lang, gesund und glücklich zu leben.

Ich überschaue fast 40 Jahre Liebes- und 20 Jahre Arbeitsleben. In den letzten zehn hat sich geistig, gesundheitlich und sexuell nichts geändert gegenüber den Jahren zuvor. Zwischen 10 und Ende 20 war ich noch nicht schriftstellerisch tätig, deshalb beziehe ich diese Jahre nicht mit ein.

Also Halten des 30er Jahrzehnts in geistiger und körperlicher Frische? Ja. Nicht nachlassen, schlechter werden, weniger werden? Nein. Sowieso keine Grundsatzgebrechen der Zeit, die mich verfolgen könnten.

Wenn ich als Fleischessender von solch einer Selbstdarstellung eines Nicht-Fleischessenden hörte, würde ich zum Morden keine Notwendigkeit mehr sehen.

Ich esse zur Zeit paradiesisch – «allerlei Kraut» und von «fruchtbaren Bäumen».

Mich hat das Buch von Helmut Wandmaker «Willst Du gesund sein? Vergiß den Kochtopf!» aus einem persönlichen Grund überzeugt.

Ich habe seit meinem 28. Lebensjahr etwas, das zwischen Krankheit und Leiden hin- und herpendelt, das ich fast das ganze Jahr über vergesse, weil es nur einmal zwei Monate lang auftritt und dann wieder verschwindet. Ich habe Heuschnupfen. Ich weiß inzwischen, warum er auftrat, ich habe vergeblich versucht, ihn zu überwinden. 1983 schien er geheilt zu sein. Er war verschwunden. Durch unachtsames Verhalten habe ich die Heilung torpediert. Er kam wieder! Es wäre ein eigenes Buch wert, mich und den Heuschnupfen zu beschreiben – eine Unpäßlichkeit voller Komik, aber doch eine Krankheit mit unangenehmen Begleiterscheinungen. Ich will mich über sie erst äußern, wenn ich sie überwunden habe.

Nach meiner Erfahrung mit der Psychosomatik kommen Krankheiten, unterstützt von seelischem (Fehl-)Verhalten, in unseren Körper «herein», aber sie gehen nicht allein von seelischen Prozessen gesteuert wieder «hinaus».

Bei meiner Körperarbeit, bei dem Versuch, eine Basis für die allzeit geglückte Überwindung des Heuschnupfens zu legen, hat mich der Weg zu Wandmakers Buch geführt, der nach anhaltender Roh-Ernährung von Allergieheilungen berichtet.

Gleichzeitig habe ich mit Hilfe der Methode der neuen Bioresonanztherapie Allergietests machen lassen. Ich konnte deutlich miterleben, wie mein Körper auf alle Getreidesorten allergisch reagierte.

Mir war durch die Leiden einer nahrungsmittelallergischen Freundin schon ein Jahr zuvor aufgegangen, daß mein Heuschnupfen aktuell auch etwas mit Nahrungsmitteln zu tun haben mußte, denn morgens nach dem Aufstehen war keine Reaktion zu spüren. Hatte ich aber mein ausgiebiges Müsli-, Körner- und Brotfrühstück mir einverleibt, fing die Nase an, sich danebenzubenehmen. Sie tat es nur, wenn «meine» Samen und Pollen geflogen kamen, von Anfang Juni bis Juli/August, und doch schien beides – eingenommene Körner und von außen fliegende Grassamen – in meinem Körper eine lästige Verbindung miteinander einzugehen.

Nun esse ich morgens roh, mittags roh, abends roh und zwischendurch roh, wenn ich hungrig werde oder eine Sonderanstrengung, wie jetzt die Neuausgabe dieses Buches, zu absolvieren habe – im Durchschnitt alle drei Stunden etwas neues Rohes.

Ich bin mit dieser Ernährungsweise als halbjährlich in Melbourne Lebender gut dran, denn Australien hat nur an wenigen Orten echte Winter – in Melbourne wird es nie unter 10 Grad kalt. Das Rohe wächst in der Nähe das ganze Jahr über. Ich hole es von meinem «Greens-and-Grains»-Laden ein paar Straßen weiter.

Biodynamisch roh, das ganze Jahr – bei mir wenigstens ein halbes hindurch –, wunderbar erhebend.

Morgens alle Formen von Salat, eine oder eine halbe Avocado, dazu 2–3 Eßlöffel Öl.

Ich begann seit meinem ersten miterlebten Gesundheitstag in Hamburg mich für Inner-Körper-Fragen zu interessieren. Nie werde ich den Ölvortrag einer alternativen Ernährungsforscherin vergessen. «Kaltgepreßt!» war ihr Credo! Immer alles so frisch wie möglich essen! Die Fette seien wichtig. Keine Margarine oder andere künstlich gehärteten Pflanzenfette!

Ich wechsele ab mit verschiedenen Ölen, liebe am meisten Distel- und Leinöl, meide zur Zeit wegen der Entwöhnungskur alles, was von Getreide herkommt.

144

Der Körper soll in seine normale Reaktion zurückführbar sein, wenn wir eine Zeitlang den allergieauslösenden Stoff nicht zu uns nehmen. Ich liebe Getreide eigentlich. Alle Argumente Wandmakers gegen das Schleimbildende des Getreides in Ehren, aber manche Menschen scheinen das «Schleimbildende» zu brauchen, es scheint ihnen auch gutzutun. Ich wollte deshalb auf keinen Fall die Körner-Stelle in den «Zehn Gründen» streichen. Etwas anderes ist es, wenn Körner meiner Nase zur Zeit nicht guttun. So muß ich den Geschmacksnerven, die auf Getreide stehen, Einhalt gebieten.

Ich esse Tofu und Miso. Tofu ist eine Art Käse, gewonnen aus Sojabohnenmilch. Miso ist eine Paste aus Reis oder Getreide, hergestellt – urprünglich in Japan – durch lange Gärvorgänge in einem Faß, vielleicht mit unserem Sauerkraut zu vergleichen, sieht aber anders aus, hat eine andere Konsistenz und schmeckt anders, in jedem Reformhaus heute zu haben, von meinem Bioladen selbst fabriziert, ein brillantes «Verschärfungsmittel». Meine jahrzehntelang an der Fleischwürze erzogenen Nerven lieben es sehr. Ein Eiweißdepot ist es außerdem.

Gern nehme ich ein Blättchen getrockneter Meeresalgen zu mir, auch eine japanische Spezialität, bringt alle möglichen Mineralien in meinen Körper.

Nüsse auf vollen Touren soll ich meiden, sagte einmal ein Makroheiler zu mir, also esse ich sie auf halben Touren – alle! Dazu Pinien-, Sonnenblumen- und Kürbiskerne.

Den Salat stelle ich her aus Tomaten, Stangensellerie, Paprika, Kresse, gesprossenen Linsen und Kressesamen, allen möglichen gekeimten Bohnen, verschiedenen Arten von Kopfsalat, Mohrrüben, Petersilie, Dill, Schnittlauch, Basilikum und namentlich mir nicht so geläufigen Kräutern, wenn ich sie ergreifen kann.

Es dauert alles ziemlich lange, ehe es zubereitet ist, aber

ich aß morgens immer schon gern ausschweifend, diese Mahlzeit jedem Menschen, der um 6 Uhr aufstehen und zur Arbeit rasen muß, ins Gesicht schlagend. Für mich und meinen Beruf ist sie günstig, denn bei diesem langwierigen Zubereiten und Essen kommen mir Ideen zu Arbeiten des Tages.

Mittags Obst: Birnen, Mandarinen, Kiwis, Bananen, Apfelsinen, Äpfel, hier im Moment eine Delikatesse Custardapple, eine Spezialität süßer Frucht Australiens, im Sommer Mangos... Alle diese Früchte schmecken – von um die Ecke geholt – sensationell, im Vergleich zu allem südfruchtigen Grün, das wir auf der Nordhalbkugel verkauft bekommen. Selbstverständlich ist mein Prinzip des Obstmahls die immer wieder verbreitete Regel: «Iß alle Früchte, die jahreszeitlich zu haben sind!»

Ich esse gern bei jedem Mahl variantenreich, bin dafür aber langfristig schlicht. Ich esse an jedem Tag das gleiche, ohne daß es mir langweilig wird.

Irgend etwas nehme ich zwischendurch, wie Trockendatteln oder -feigen, auch anderes Trockenobst. Manchmal Soyoghurt – Joghurt aus Sojabohnenmilch – oder Schafs-, Ziegen- oder Kuhmilchjoghurt (Fanatismus stößt auf dem Gebiet des Essens ab!) mit Melasse oder Carobmus. Mir liegen diese schwarzen Breie sehr. Es sind Mineralspender, die Melasse ist ein Abfallprodukt bei der Herstellung von Zucker aus Zuckerrohr oder Zuckerrüben – eigentlich das Wertvollste dieser Pflanzen, das wir bei der Weißung unseres Zuckers wegwerfen. Für Zähne und Knochen ist es gut. Manchmal tue ich noch einen Löffel Kieselerde dazu für die Kalkuntermauerung der Knochen.

Honig ist mir neuerdings ein Problem, er zieht von innen an meinen Zähnen, wie ich es bemerkte. Und neue Fragen der Ausbeutung oder Nutzung wirft er auf. Kooperation mit den Bienen ist die Honigherstellung gerade nicht.

Als ich das Buch von Wandmaker las, war ich verstockt wie jemand, auf den ich wegen Fleischmeidens einrede. Beleidigt las ich in ihm herum. Es war über zwei Kanäle auf mich zugekommen, also hatte ich es mir zu Gemüte genommen: «Verdammt ja, alles richtig, aber ich mache das nicht!», war meine Stimmung.

Ich liebe Kochen, ich liebe warme Mahlzeiten, die Aufläufe, Formen, Pasten... Alle Lüste der Kindheit muß ich lassen? Zum Hasen werden? «Immer können», «Immerwollen» wie der bis ins hohe Alter sollen der Lohn sein. Herr Wandmaker bietet das Alter von 60 für 30 an, wenn wir ihm folgen – schweben für immer im favorisierten Selbstbild aller Menschen von 30/40? «Ich bin jetzt 49. Ich habe doch schon oft die 20 mit all meinem Fleischmeiden erreicht. Nun noch ein Jahrzehnt dazu? Also, wie 19 ist mir eigentlich unbequem.» Einen Vollwertguru schmähte Wandmaker, weil der schon mit 78 gestorben sei und nicht die 90 erreicht habe, was geschehen wäre, wenn er Milch und Körner abgesetzt hätte.

Ich will auch altern! «Wir müssen etwas für die Sterblichkeit tun!» sagt der roh-wehrende Freund und schmilzt einen Haufen Champignons mit Käse und Zwiebeln, geil riechend, in der Pfanne ein!

«Die Haare färben sich wieder wie Natur, wenn wir roh essen! Ob das wohl stimmen wird?»

Eine Eigenschaft der Ernährungsleute ist unbezwingbar. Sie versprechen Wunder, vielleicht aus der Not des hoffnungslosen Außenseitertums. Und sie wollen ihr jeweiliges alternatives Nahrungsprogramm strategisch in uns hineinzwingen. Der Makroheiler, selbst kühlschranktürbleich, griff mir unter die Oberaugenlider und sagte: «Prostata, Niere!», falls noch eine Nuß. Das war vor sechs Jahren. Ich esse nun halbe Nüsse und manchmal keine, bin für immer mit diesem «Es wird sein» gekränkt worden.

Auch beim Lesen des Wandmaker-Buches bin ich bis zur Allergiestelle im überzeugten Beleidigtsein. «Die Primaten, unsere aller, aller verwandtesten Tiere, haben keinen Kochtopf, keine Verdauungskrankheiten. Wahrheit tut weh!» Beim Lesen denke ich, das Buch heiße «Willst Du gesund sein? Schmeiß den Kochtopf weg!» Es heißt ja nur «Vergiß den Kochtopf!» Ich muß andauernd an ihn denken.

Ab Allergie hört das Beleidigtsein auf, und ich mache nun auf Roh. Ich war beim Lesen des Buches gerade in Deutschland. Es war April, Mai. Alles sproß.

Unter den sonst noch essenden, mich einladenden Menschen steigert sich mein Verhalten in die Form einer Behinderung. Essenseinladungen – endgültig eine Strapaze! Ich mache Ausnahmen, esse unterwegs bei Freunden wieder gekocht. Dadurch erlebe ich Überraschendes. Ich empfinde das Gekochte mehr und mehr als Durchschleusungsbrei und nicht als Ernährung. Von Mahl zu Mahl goutiert der Darm es weniger. Ich esse daher roh vor der Gekochteneinladung und nachher bei mir zu Hause wieder roh, weil ich sensibel dafür gworden bin, daß eigentlich mit dem Gekochten nichts wirklich Wichtiges hereinkommt und dann nichts weiter in mir ist als eine Last. Allmählich werde ich auf das Rohe süchtig.

In Australien zurück, waren die Küchenschränke voller Bohnen, Reis, Hirse, Mais. Die Lagerbestände wollte ich aufbrauchen. Also aß ich pro Woche einmal warm. Immer wieder erlebte ich das gleiche. Ich will es eigentlich nicht mehr. Mein Körper liebt das Rohe. Ich weiß nicht, wie es geworden wäre, wenn ich von Fleisch auf Pflanzenroh umgestiegen wäre. Außer für Krebsheilung macht das wohl niemand. Ich hatte zehn Jahre Getreide- und Halbrohnahrung schon hinter mir. Ob mein Heuschnupfen sich von dem Ganzroh beeindrucken läßt, werde ich erst wissen, wenn die Saison startet. In Deutschland war nach der kurzen Zeit noch kein Erfolg zu bemerken. Auch habe ich mit der Bioresonanztherapie gerade begonnen, kann darüber noch nichts sagen. Die Haare sind nicht gerade im alten Gold zurückerstrahlt, aber Blond bekommt gegen Grau-Weiß zur Zeit etwas die Oberhand, bilde ich mir ein!

Ich spiele mit all dem «Anders Essen». Jedoch, mir hat ein Freund ernsthaft versichert, daß ihm beim In-Schach-Halten des HIV-Virus Rohessen noch besser bekommt als Makroernährung. Er hat beides monatelang ausprobiert. Schon nach den ersten Wochen Rohkur fühlte er sich verjüngt und ungeahnt gekräftigt, war symptomfrei. Welch eine Lehre käme dann mit dem «vergessenen Kochtopf» auf die ganze Menschheit zu!

Abends esse ich geschummelt. Bestimmt sind deshalb meine Haare noch nicht gelb. Ich schneide mir einen Teller Rettiche und Radieschen mit Gurkenscheiben zurecht. Dazu manchmal wieder eine Avocado mit Öl und Miso. Danach Reisknäckebrot, das ist vielleicht die Abweichung vom rohen Weg, weil es wahrscheinlich mit Erhitzungen hergestellt wird. Ich schmiere alle möglichen, sicher halbheiß fabrizierten Muse abwechselnd darauf, Hasel-, Mandel-, Cashew-, Erdnuß-...mus. Manchmal etwas Gemüsebrühe als Aufstrich «denaturiert», eine Hefepaste aus Petersilienblüten, in Deutschland ergehe ich mich wonnevoll in «Vitamin R» ohne Kräuter – das muß ich aber erst noch auf seine Getreidestofflichkeit hin prüfen. Gern mag ich das australische Soyalecithinspread «Vital», produziert aus Lecithin, Sojabohnen, Sonnenblumen- und Weizenkeimöl. Besonders liebe ich Coconutoil, ein in Australien vertriebenes, selbsthärtendes Öl der Kokosnuß. Überhaupt wechsele ich dort die Joghurte oft mit verschiedenen Formen von Coconutcream oder Coconutmilk. Manchmal streiche ich auf die Rice cakes etwas Butter! Die Angst wird da ernährt. In Deutschland benutze ich statt «Vital» und der Kokosfette

149

«Diasan», einen Leinöl-Palmin-Aufstrich, der nicht wie Margarine gehärtet wurde. Hier wie dort liebe ich «Hommus» – aus Kichererbsen, Tahin und Zitronen, Knoblauch und Salz. Sowieso schätze ich Tahin, das Mus aus Sesam. Ich weiß aber nicht, ob sich meine Allergie auch auf diese Samen bezieht. Ich habe es nach dem Test vergessen. Auch bin ich mir des Weizenkeimöls nicht sicher. Beide Stoffe scheinen keinen Schaden anzurichten, denn ich habe neuerdings eine feine allergische Reaktion, seit ich Getreide absetzte. Bei einem Broteßanfall oder einer versehentlichen Getreidezufuhr bekomme ich einen roten Kranz um den Hals. Die Nase macht zwar außer ihrer Zeit kein Theater, aber die Haut um den Hals über der Brust reagiert auf jedes eingeführte Quentchen Mehl, Korn – eine Prise Weißbrot genügt schon.

Auf Joghurt bin ich nicht allergisch. Im Gegensatz zu Milch und allen anderen milchabgeleiteten Produkten ist Joghurt ein Pilz, hat seinen Grundstoff Milch so verändert, daß er – zu einem eigenen Lebewesen geworden – in meinem Körper auf keine Abwehr stößt.

Ich mag Senfe, ich verdrehe die Augen bei Maronenmus, ich habe in Melbourne rohen Ingwer kennengelernt – eignet sich gut als Mundreinigung nach dem Essen. Ich schließe das Abendmahl zuweilen mit einer Zwiebel und einer Zehe rohem Knoblauch, wenn ich nicht mehr unter Menschen muß. Gegen den Knoblauchgeruch hilft Petersilie, noch besser das Zerkauen von rohen Nelken, wie mir ein Türke einmal empfahl.

Mich hatte beeindruckt, was Dustin Hoffmann zu seiner Präparierung für die Rolle des «Handlungsreisenden» in dem Schlöndorff-Film gesagt hat. Er mußte älter sein, als er in Wirklichkeit war, und mußte dezimiert erscheinen. Er aß während der Dreharbeiten nur Knoblauch. Darin sei alles enthalten, was der Körper braucht, Hoffmann erlebte keine Mängel.

Ich habe nun zum Knoblauch noch die über 20 hier erwähnten Einzelheiten, die mir alles geben, was ich brauche, und mich in meinem Alter halten, vielmehr in der Zeit einrichten, die sich wie 30/40 anfühlt.

Als meine Eltern mir Märchen vorlasen, war ich erstaunt, von Frauen und Männern zu hören, die ganz oder vorübergehend im Walde lebten. Da hieß es «ernährten sich von Kräutern, Früchten, Beeren und Wurzeln». Nun weiß ich, wie das geht. Zu einer Zeit, da wir unsere Wälder zerstören – die Gülle ist ein Faktor für ihre Bedrohung –, werde ich innerlich zu einem, der im Wald, der mit dem Wald leben kann.

Literatur
zum Fleischaussteigen

Rudolf Müller-Elze und Wilfried Bach: «Gesunder Land-
bau und gesunde Ernährung», Frankfurt am Main 1985
(Fischer Taschenbuch)
Frances Moore-Lappé: «Die Öko-Diät», Frankfurt am
Main 1982 (Fischer Taschenbuch)
Are Waerland: «Warum ich weder Fleisch, Fisch noch Ei
esse», Humata Verlag, Postfach 2649, Frankfurt am Main 1
M. O. Bruker: «Unsere Nahrung – unser Schicksal», EMU-
Verlag, Taunusblick 1, 5420 Lahnstein.
Barbara Rütting: «Mein neues Kochbuch», Mosaik Verlag,
München, 1984
Helmut Wandmaker: «Willst Du gesund sein? Vergiß den
Kochtopf!» Waldhausen Verlag, Ritterhude 1989

Danksagung

«Zehn Gründe, kein Fleisch mehr zu essen» ist mein erstes Auftragsbuch. Ich bekam schon früher zuweilen Schreibanträge, aber die vorgeschlagenen Themen und der ins Auge gefaßte Zeitpunkt paßten nicht zu mir. Dieses Mal fühlte ich: «Du mußt das machen!» Und es gab Zeit nach und vor anderen Arbeiten.

Die Beschäftigung mit der Frage des Fleischverzehrs wurde für mich zu einem biographischen Brennpunkt, der körperliche und geistige Kräfte in mir freisetzte. Die Arbeit hatte Folgen für meine Ernährung und provozierte vertiefte Erkenntnisse über die männergesellschaftliche Misere.

Beim Schreiben war ich unüblich beschwingt. Noch nicht von der Materie aufgesogen, hatte ich die Unbefangenheit eines Neulings, die meine Feder leicht machte und ihr keine Mengen Fanatik beimischte, wie es mir beim Überzeugenwollen manchmal widerfährt, wenn ich auf den Grund eines Wissens gestoßen bin und von bestätigenden Erfahrungen zugeschüttet werde.

Für die vergangene impulsreiche Zeit danke ich Eva und Lutz Kroth, die mich anregten, das Buch zu schreiben, die mich inspirierten, es *so* zu schreiben, mich mit den notwendigen Informationen fütterten, mir mit Kritik und Material zur Seite standen, mir alle Freiheit von Form und Inhalt ließen und mich schließlich mit einem ungewöhnlichen Lob streichelten, als das Gelingen sichtbar wurde.

Neben ihnen gab es Freunde, die mein Unterfangen beobachteten, mich förderten, Fehler berichtigten, Mängel korrigierten, Gedanken zulieferten und mich vor dem Einfließen aufkommender Verbissenheit warnten. Ich danke David Bennett, Gerlach Bommersheim, Helmut Frielinghaus, Liesel Keese, Dieter Kleintje, Wolfgang Korruhn, Heiko Lehmann, Alexej Mend, Gudrun Markowsky, Sidney Newman, Wulfing von Rohr, Ulfa von den Steinen Mend, Cornelius Stöcker, Hans-Günther Stolze, Jürgen Volbeding und Lutwin Weitner für ihre Anteilnahme an der Gestaltwerdung.

Den Keim zu allem hat Sina Walden gelegt, die mich aufforderte, einen kleinen Aufsatz für ihr Buch «Endzeit für Tiere – Ein Aufruf zu ihrer Befreiung»* zu schreiben. Ich schrieb schon damals so, daß es kein Halten gab. Das Material konnte in ihrem Buch nur in einem Auszug von drei Seiten veröffentlicht werden, die Eva und Lutz Kroth den Anstoß gaben, mich mit der vorliegenden Arbeit zu beauftragen.

* Gemeinsam mit: Gisela Bulla, Reinbek 1984.

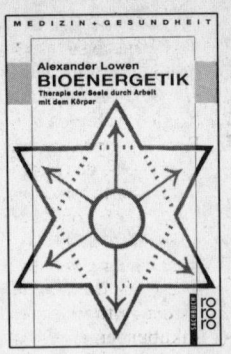

Hans–Dieter Kempf
Die Rückenschule *Das ganzheitliche Programm für einen gesunden Rücken*
(rororo sachbuch 8767)
Der Autor präsentiert hier einen Leitfaden zur aktiven Gesundheitsvorsorge und Rehabilitation von Rückenschmerzen. Dabei wird die Veränderung von Alltagsbelastungen, die sinnvolle Ausübung bestimmter Gymnastikübungen ebenso ausführlich behandelt wie die Möglichkeiten am Arbeitsplatz, negative Auswirkungen auf die Wirbelsäule zu vermeiden. Das Buch wendet sich an alle, die bereits Probleme mit ihrem Rücken haben, ebenso an jene, die Rückenschmerzen vorbeugen wollen.

Joachim Grifka
Die Knieschule *Hilfe bei Kniebeschwerden*
(rororo sachbuch 9186)

Sue Luby
Hatha Yoga *Entspannen, auftanken, sich wohl fühlen*
(rororo sachbuch 8592)

Yogi Deenbandhu
(Detlef Uhle)
Yoga für alle *Übungen für jeden Tag*
(rororo sachbuch 9386)
Körper– und Atemübungen des Hatha Yoga (Körperliches Yoga basieren auf jahrtausendealtem Wissen um die Physiologie des Menschen. Dieser Band ermöglicht durch klare Beschreibungen und viele Fotos ein systematisches Selbststudium oder, noch besser, die Vor– und Nachbereitung eines Yogakurses.

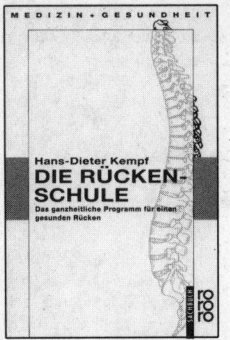

Ingo Jarosch
Tai Chi *Neue Körpererfahrung und Entspannung*
(rororo sachbuch 8803)
Der Autor zeigt, wie man mit Tai Chi die Rückbesinnung auf sich selbst und die dabei erfahrene körperliche und geistige Entspannung mit seiner Methode rasch erlernen kann.

Robert J. Blom
Chiropraktik *Die Wirbelsäule als Zentrum vielfältiger Beschwerden*
(rororo sachbuch 8765)

Ein Gesamtverzeichnis aller lieferbaren Titel der Reihe *rororo medizin und gesundheit* finden Sie in der *Rowohlt Revue.* Jedes Vierteljahr neu. Kostenlos in Ihrer Buchhandlung.